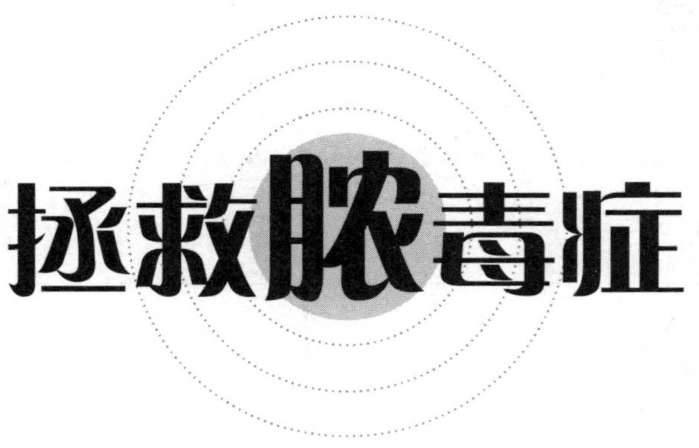

童道明 

中国科学技术出版社
·北 京·

图书在版编目（CIP）数据

拯救脓毒症 / 童道明著．-- 北京：中国科学技术出版社，2025.1．--ISBN 978-7-5236-1090-9

Ⅰ. R631

中国国家版本馆 CIP 数据核字第 2024AS4449 号

策划编辑　王久红　孙　超
责任编辑　王久红
文字编辑　张凤娇
装帧设计　东方信邦
责任印制　徐　飞

出　　版　中国科学技术出版社
发　　行　中国科学技术出版社有限公司
地　　址　北京市海淀区中关村南大街 16 号
邮　　编　100081
发行电话　010-62173865
传　　真　010-62179148
网　　址　http://www.cspbooks.com.cn

开　　本　889mm×1194mm　1/32
字　　数　138 千字
印　　张　6.25
版　　次　2025 年 1 月第 1 版
印　　次　2025 年 1 月第 1 次印刷
印　　刷　河北鑫玉鸿程印刷有限公司
书　　号　ISBN 978-7-5236-1090-9/R · 3358
定　　价　49.00 元

作者简介

童道明，医学博士，主任医师，教授，研究员。1969 年参加工作，自 1973 年开始，于南方医科大学附属萍乡医院神经内科工作 30 余年。20 世纪 90 年代，曾在江西医学院第一附属医院进修神经内科专业。2010 年，受聘于江苏沭阳医院（现为徐州医科大学附属沭阳医院）神经内科（省级重点专科）。擅长脓毒症和急性脑衰竭及危重症的诊疗。在国内外学术期刊发表论文 80 余篇，自 2003 年于《中华神经医学杂志》发表第一篇脓毒症相关论文以来，目前已发表脓毒症相关论文 40 余篇，其中新型冠状病毒感染相关脓毒症论文 1 篇。

内容提要

脓毒症多发生于重症监护病房及急诊科，散发于感染科、神经内科、神经外科、妇产科、儿科等，涉及新生儿到百岁老人的全年龄段人群。作者从认识脓毒症、诊断脓毒症和治疗脓毒症三个维度，系统介绍了脓毒症的相关研究进展、快速诊断方法，以及当前各种指南对治疗脓毒症的建议。本书内容系统，阐述简洁，可供各科临床医师，特别是急诊科和ICU医师在脓毒症临床诊疗工作中借鉴参考。

前言

很多人，甚至不少医务工作者并不知道什么是全球高死亡率疾病，这个疾病既不是癌症，也不是脑卒中或心脏病，而是“脓毒症”（又称脓毒败血症）。暴发性脓毒症是一种恐怖的“瘟疫”，而非暴发性脓毒症更是一种“隐形杀手”。事实证明，人最容易因感染细菌而受到死亡威胁，其次为感染病毒。其中，新型冠状病毒感染病例中数百万人死于脓毒症所致的急性器官衰竭。2022年年底，新型冠状病毒感染相关脓毒症已得到控制。然而，由于细菌性脓毒症常隐藏在心血管、脑血管疾病及各种危重病前后，因此在很大程度上未被临床工作者及公众认识。医疗不断发展，但作为一种急危重症，脓毒症的发病率和病死率居高不下。2017年，全球约4890万人被诊断为脓毒症，近20%的死亡原因为脓毒症；2020年，一项Meta分析显示，全球脓毒症的每年院内发病率为189/10万，病死率约为26.7%。WHO已将脓毒症列为主要公共健康问题。

2001年，欧洲重症学会、美国重症学会和国际脓毒症等多个组织发起了“拯救脓毒症运动”，旨在持续提升公众及临床专业人员对脓毒症的知晓水平。对于脓毒症的定义，1991年脓毒症1.0和2001年脓毒症2.0为：符合急性感染合并全身炎症反应综合征的两项或两项以上标准。2016年脓毒症3.0改为：机体因急性感染引起的宿主反应失调所致的危及生命的器官功能障碍。

众所周知，感染诱导的炎症反应可导致脑的严重缺血缺氧，如果超过 6min 未获得改善就可能引起急性脑衰竭，从而昏迷不醒，超过 6h 很可能导致死亡。因此，2018 年 WHO 提议把认识脓毒症列为全球健康的优先事项。

本书从认识脓毒症、诊断脓毒症和治疗脓毒症三个方面介绍脓毒症的研究进展、快速诊断方法，以及当前各种指南对治疗脓毒症的建议，可供各科临床医师参考。

在此感谢徐州医科大学附属沭阳医院周业庭院长在工作上的大力支持，以及各位医护人员在临床一线做出的辛勤工作。对于书中存在的不足或偏颇之处，望学术前辈、广大同仁及读者指正。

童道明

目　录

认识脓毒症

诊断脓毒症

治疗脓毒症

认识脓毒症

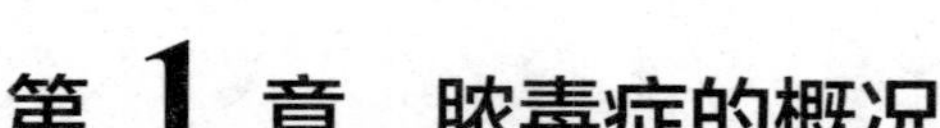

第 1 章　脓毒症的概况

脓毒症（spesis）也称败血症，是一种很常见的由感染引起的威胁生命的器官功能障碍。1992 年，国际共识第 1 版（脓毒症 1.0）将脓毒症定义为符合急性感染合并全身炎症反应综合征的两项或两项以上标准。2003 年，国际共识第 2 版（脓毒症 2.0）既认可了这些概念，又用全身炎症反应综合征（systemic inflammatory response syndrome，SIRS）来提醒脓毒症的存在，以描述感染与急性器官功能障碍的复杂综合征。2016 年，国际共识第 3 版（脓毒症 3.0）将脓毒症的定义更新为机体因急性感染引起的宿主反应失调所致的危及生命的器官功能障碍。然而，由于大多数脓毒症是发生在危重症的前后，脓毒症容易被其他危重症掩盖。或许，这也是脓毒症难以捉摸的原因。

虽然脓毒症作为首诊可能不是重症监护病房（intensive care unit，ICU）登记册中最常见的危重病原因，但脓毒症是危重病成年患者最常见的原因，已成为全球高死亡率的首要风险，并伴有很高的发病率。在美国，每年脓毒症的发病人数超过 750 000 人，其发病率仍在日益增高。近几年，临床对脓毒症的患病人群与预后已有更多的了解，尤其对脓毒症导致新生儿高发病率和高死亡率有了更多的关注。

感染是指各种微生物（包括细菌、病毒等）对宿主的入侵、定居或传播引起的一种全身炎症反应或器官受损的现象。目前，对感染的分类和诊断仍然根据国际疾病预防控制中心的标准，即感染可分为社区获得性感染和医院获得性感染。前者占脓毒症的80%，后者仅占20%。超过80%的脓毒症病例最常见的感染是肺炎。因此，肺炎为全球脓毒症死亡的主要原发疾病已形成共识。研究还表明，细菌或病毒感染可从几个途径进入中枢神经系统，导致脓毒症转移性脑膜脑炎。而且，脑内微生物感染的证据已被尸检和影像学证实。此外，感染诱导脓毒症相关的动物模型已经建立。同时，感染相关的免疫分子理论也已有广泛的研究。

在过去的30年里，最有争议和频繁更新的问题是SIRS。这个“SIRS”于1996年第一次被Bone描述。后被脓毒症1.0和脓毒症2.0公认为脓毒症的主要表现。直到脓毒症3.0，SIRS退出了脓毒症的概念。因为SIRS具有细胞因子过度反应的特征，涉及全身免疫反应，可导致急性器官功能损伤，故SIRS仍是宿主对感染的一种临床表现，而且近年有研究者称其为一种威胁生命的SIRS。SIRS的临床表现包括以下4项：①体温＞38℃或＜36℃；②心率＞90/min；③呼吸急促＞20/min或PCO_2＜32mmHg；④白细胞＞12.0×10^9/L或＜4.0×10^9/L或白细胞核左移＞10%。识别SIRS的标准至少≥2项（≥3项为严重）。根据这些标准，虽然有些报道指出SIRS阳性率只占脓毒症患者的50%，事实上，几乎80%以上的阳性SIRS成人和新生儿患者被证实存在脓毒症，并需要在ICU接受治疗。因此，2021年更新的指南强烈建议将SIRS标准用来筛选感染事件（≥2个标准为阳性感染事件）。

在过去的30年研究中，脓毒症相关的序贯器官衰竭评估

（sequential organ failure assessment，SOFA）评分在 1998 年被 Vincent 等推出，这个量表是评定和监测脓毒症器官功能障碍（包括脑、肺、心血管、肝、肾和血液）严重性的标准。SOFA 用于识别脓毒症约 27 年，被临床研究人员广泛应用于脓毒症相关器官功能衰竭的评定和研究。

最重要的是，脓毒症临床特征的观察性研究表明，急性脑功能障碍/脑水肿和急性呼吸窘迫综合征（acute respiratory distress syndrome，ARDS）/肺水肿是脓毒症两个威胁生命的主要器官功能障碍。脓毒症相关急性脑功能障碍相当于脓毒症相关 SOFA 评分≥1 分——特指脑器官（0～4 分）。评价通常是根据 SOFA 评分结合格拉斯哥昏迷评分（Glasgow coma scale，GCS）作为标准。这种脓毒症相关急性脑功能障碍包括从谵妄到昏睡或昏迷的各种意识障碍。

脓毒症相关急性脑功能障碍的病理生理学包括继发性脑灌注损伤及其决定因素的 SIRS 过程，后者包括内皮细胞活化、血脑屏障的改变和神经毒性介质的参与。微循环功能障碍是这两个过程的共同点。脓毒症相关急性脑功能障碍与脓毒症早期高死亡率、高患病率与长期认知障碍有关。

回顾过去的 30 年，最难以捉摸和疑难的临床问题是一种所谓“脓毒症相关性脑病”（sepsis-associated encephalopathy，SAE）的诊断，该命名由 Yonger 等于 1990 年提出。在 ICU 中它具有很高的患病率和死亡率。文献记载，SAE 被广泛理解为在脓毒症时存在的弥漫性脑功能障碍，但没有直接中枢神经系统感染和其他形式的脑病证据，常表现为从谵妄或精神错乱迅速发展为昏睡或昏迷。它的诊断基本依赖于脓毒症的诊断及神经检查，包括床边脑功能监测、电生理测试和（或）神经成像。在实践中，排除诊断是非常重要的，需鉴别原发性肝性脑病、尿毒症或呼吸性脑病、内分泌紊乱、药物过量、镇静药或阿片类药物戒断、酒精戒断性谵妄或韦尼克脑病等。重要的是当怀疑脑炎或脑膜炎时，脑脊液分析是必不可少的。因为细菌或病毒可以通过几种途径进入脑内，在脓毒症发展的过程中可能会发生一种脓毒症转移性脑炎（septic-metastatic encephalitis，SME），它可表现为脑的微脓肿或脑膜炎脑炎。只有进行脑脊液检查排除 SME 才能精确诊断 SAE。因此，未来一种较为宽松的诊断名称——脓毒症急性脑功能障碍（septic acute brain dysfunction）更可能被临床医师接受。

2019 年 12 月 COVID–19 暴发引起了世界关注。截至 2021 年 11 月 30 日，已有超过 2.6 亿人被感染，超过 500 万人死于急性器官衰竭。其中，87.5% 的 ICU 患者需要机械通风，54.9% 的患者表现有谵妄，81.6% 的患者发展到昏迷，而且已在约 200 个国家流行。2022 年，一方面，新型冠状病毒疫苗接种在全球普及；另一方面，新型冠状病毒已发生变异，其毒力已明显减弱，COVID–19 在全球的流行已被基本控制。

尽管拯救脓毒症运动（surviving sepsis campaign，SSC）的指导已在 2004 年出版。而且，至今已发布了 4 套 SSC 指南和 3 套 SSC 早期核心治疗方案。但随后的一些大的临床对照实验结果并不令人满意，脓毒症的发病率和死亡率仍高居不下。因此，2018 年 WHO 提议把认识脓毒症列为全球卫生健康的优先事项。然而，存在的问题是，大多数人仍然对脓毒症缺乏认识，并在治疗脓毒症方面存在较大的认知差距，也可能没有执行指南和实践证明的最佳做法。因此，要想全面强化开展 SSC，必须在 ICU 之前紧急将脑＋胸＋腹部 CT 监测落到实处，这是急诊医师接诊危重患者的巨大挑战。

一、流行病学

（一）脓毒症是一种古老的流行病

由于“脓毒”二字象征着肉体产生恶臭、伤口腐烂，因此被称为“血液中毒”。这可追溯到很早以前的希波克拉底时代。后来盖伦认为伤口确有细菌。根据巴斯德和其他人的理论，“脓毒症”被重新定义为全身性感染，通常被称为脓毒败血症，并被认为是宿主被病原微生物入侵，然后在血液中播散。然而，随着现代抗生素的出现，细菌理论并不能完全解释脓毒症的发病机制，许多脓毒症患者在治疗后仍死于非致病菌。例如，急性脑衰竭 / 昏迷。因此，研究人员认为它与宿主本身的免疫原因有关，不完全是细菌的作用。

流行病学信息表明，鼠疫是由鼠疫杆菌引起的以肺炎和脓毒症为主要表现的烈性传染病。其首次暴发大约在公元前 542 年，那时几乎传染了整个欧洲，且几年又一次。几乎连续了 2 个世纪，估计死亡人数达 1 亿人。之后，在 1348 年及 1894 年发生过多次鼠疫大流行，中国也在其内，死亡 1000 多万人。在全球范围内的重大流行病包括 1889 年、1918 年和 1957 年的流感大流行。其中，1918 年的流感大流行是人类历史上最致命的事件，大约有 5000 万或更多的人死于流感相关脓毒症。

（二）COVID-19 全球大流行

在过去的 20 年里，病毒感染导致了一些危及生命的器官功能障碍，包括严重急性呼吸综合征（severe acute respiratory syndrome，SARS）、中东呼吸综合征（Middle East respi-ratory syndrome，MERS），以及 2019 年 12 月的新型冠状病毒病（corona virus disease 2019，COVID–19）大流行。流行病学资料表明，COVID–19 是由新型冠状病毒引起的。该病毒具有人传人的传播模式，20% 以上的新型冠状病毒感染患者因急性多器官功能障碍需要在 ICU 治疗，死亡率达 48.2%～63.1%。新型冠状病毒感染相关脓毒症的临床特征包括 SIRS 和多器官功能障碍，尤其是肺炎 / 低氧性呼吸衰竭。新型冠状病毒感染相关脓毒症中这些特征的严重程度与显著的发病率和死亡率相关。在世界范围内，新型冠状病毒感染波及了全世界近 200 个国家，导致新型冠状病毒感染相关脓毒症暴发。截至 2021 年 11 月 30 日，已有超过 2.6 亿人被感染，其中超过 500 万人死亡。

（三）30 年来细菌性脓毒症在全球的流行情况

一种被脓毒症 3.0 定义的脓毒症主要指细菌性脓毒症，是 ICU 危重患者最常见的并发症。这种脓毒症在很大程度上被临床工作者和公众所忽视，因为它的发病往往隐藏在各种严重疾病的前后，不同于新型冠状病毒感染相关脓毒症的暴发。这种被脓毒症 3.0 定义的脓毒症已成为全球发病率和死亡率的主要原因。WHO 估计全世界高收入国家每年新增 3000 万例脓毒症，约 600 万人死亡，并将这种脓毒症视为全球公共卫生优先事项。不幸的是，这一数据可能被严重低估，因为其统计数据没有来自中国和全世界低收入国家的数据。细菌性脓毒症的发病率取决于急性器官功能障碍的定义，以及该功能障碍是否归因于潜在感染。在美国每年的病例数超过 750 000 例，最近有报道称病例数正在上升。然而，细菌性脓毒症也是一种全球流行的疾病。在北美洲每年大约有 750 万人患脓毒症，欧洲西部发达国家每年有超过 100 万的脓毒症病例。

然而，来自其他高收入国家的研究表明，ICU 中的脓毒症发病率相似，而 ICU 以外的严重脓毒症发病率，尤其是在 ICU 护理稀缺的世界部分地区，基本上是未知的。根据美国的发病率推断，估计全球每年有 1900 万例，真实的发病率可能要高得多。而且，脓毒症是一种不为年龄限制的疾病，发病率最高的是婴儿和老年人。

细菌性脓毒症是社区获得性感染和医疗相关感染的结果。肺炎是最常见的原因，其次是腹腔内和尿路感染。血液培养通常只有 1/3 的病例呈阳性。在多达 1/3 的病例中，所有部位的培养均呈阴性。金黄色葡萄球菌和肺炎链球菌是最常见的革兰阳性菌株，而大肠埃希菌、克雷伯菌和铜绿假单胞菌在革兰阴性菌株中占主导地位。一项脓毒症流行病学研究表明，1979—2000 年，革兰阳性菌感染超过了革兰阴性菌感染。然而，在一项涉及 75 个国家 14 000 名 ICU 患者的研究中，62% 的严重脓毒症患者中分离出革兰阴性菌培养阳性，革兰阳性菌占 47%，真菌占 19%。

脓毒症的危险因素主要与宿主遭受感染有关。感染有许多众所周知的危险因素，例如，全球暴发流行的烈性传染病。细菌性脓毒症的病因包括原发于社区获得性肺炎和腹部感染，以及通常发生于各种急危重病（如急性脑卒中、外伤性脑损伤、心搏骤停等）后获得性肺炎及其他部位的感染，甚至谵妄和急性昏迷也是脓毒症的危险因素。此外，慢性病（如获得性免疫缺陷综合征、慢性阻塞性肺疾病、糖尿病和许多肿瘤）和免疫抑制剂的使用也是其危险因素，甚至还有致病生物体和患者的遗传因素、潜在健康状况、先前存在的器官功能障碍，以及治疗干预的影响、年龄、性别、种族等都会影响脓毒症的发病率。婴儿和老年人的感染率高于其他年龄组，男性高于女性。

新生儿脓毒症是导致高发病率和死亡率的原因。新生儿脓毒症的精确估计因环境而异。高收入国家报道的疾病负担数据与低收入和中等收入国家的报道不同。病原体的来源可归因于宫内感染、从母体菌群获得或从医院或社区获得的产后感染。新生儿免疫系统发育不成熟可能导致对感染性药物的反应受损。这一点在早产儿中尤为明显，他们因住院和侵入性手术增加了医院获得性感染的风险。产妇脓毒症以绒毛膜羊膜炎和子宫内膜炎最为常见，多为医院获得性感染，少数可能为社区获得性感染。归根到底，脓毒症的流行病学复杂多变，甚至难以预测。

二、病理生理机制

人脑依靠脑微循环中氧和糖的不断供应来维持功能。在正常情况下，脑组织的血流量占心输出量的 15%，氧耗量占全身的 20%，糖耗量占全身的 45%。脑这种高耗氧率和高耗糖率是其极易遭受缺血缺氧损害的独有特征。脑血管壁上有大量的内皮细胞，它们与星状细胞的末梢足突及基底膜紧密连接，形成无孔的屏障，即血 – 脑屏障（blood-brain barrier，BBB）。BBB 除了能允许上述营养成分及必需物质进入脑循环外，并能阻止外界微生物及有害物质进入脑组织。因此，BBB 在脓毒症的病理生理中起着至关重要的作用。

值得注意的是，脑微循环的重要性。在正常生理情况下，脑灌注压一旦下降，脑血管阻力呈代偿性扩张，脑微循环血流量会维持在一种稳定水平。当脑灌注压下降到60～70mmHg时，脑对氧的摄取量增高。如果进一步下降到40mmHg以下，BBB的正常转运失调，脑的某些易损部位（海马和苍白球）在几分钟内就可发生缺血性损害，患者会出现谵妄或精神错乱的症状。脑循环一旦停止，患者在10～15s就会昏迷，超过6min就可产生不可逆性脑损害。

脓毒症的病理生理是复杂的，有些细节还未能完全明确，而且，有的观点尚存在争议。然而，感染作为脓毒症的一种普遍机制已达成共识。

（一）感染、全身炎症反应综合征与脓毒症的关系

众所周知，人体一旦遭受外界细菌或病毒的感染，总会引起一个不同程度的局部性炎症病灶。而且，为了清除有害的微生物，局部炎症组织会自然分泌一些抗炎细胞因子（cytokine）。在这一阶段，感染可能是隐匿性的。因此，这些患者不可能获得抗生素治疗。也许，一些抵抗力强的患者在抗炎因子的作用下就可使感染得到控制。然而，患者一旦遭受毒力大、繁殖力强的微生物入侵时，局部炎症会快速扩散，组织分泌的有限抗炎因子是难以清除这些微生物的，它们将快速繁殖并向血循环播散，此时必然会发生菌血症和（或）内毒素血症。

内毒素是一种由微生物分泌的比细菌小得多的分子成分——脂多糖（lipopolysaccharide，LPS）。它通过激活内皮细胞分泌，与血循环中的脂多糖蛋白质和促凝蛋白结合，成为一种具有致凝作用的毒素，导致微血栓阻塞小血管，引起组织低灌注。此外，它

还与单核细胞、巨噬细胞、中性粒细胞膜再结合形成复合物，能激活中枢免疫系统的前哨——小胶质细胞（具有免疫监视的功能）紧急分泌抗炎细胞因子，并派送至其上级——星状胶质细胞，再由星状胶质细胞的足突将这些细胞因子释放到血循环。不幸的是，在大多数情况下，单凭这些抗炎细胞因子是不足以控制细菌血症的。由于 LPS 频繁刺激小胶质细胞引发了中枢免疫系统的功能失调，促使细胞因子，甚至肿瘤坏死因子（tumor necrosis factor-α，TNF-α）和白细胞介素 -1β 等促炎因子进入血循环，造成过度免疫反应，即所谓的炎症风暴 / 细胞因子过度反应，其结果可损害毛细血管内皮细胞的功能，导致 BBB 通透性升高。动物实验表明，这种 BBB 通透性升高可在脓毒症后几小时内发生。与此同时，星状胶质细胞释放的大量细胞因子在阻击微生物播散中，势必引发一种威胁生命的 SIRS（图 1-1）。

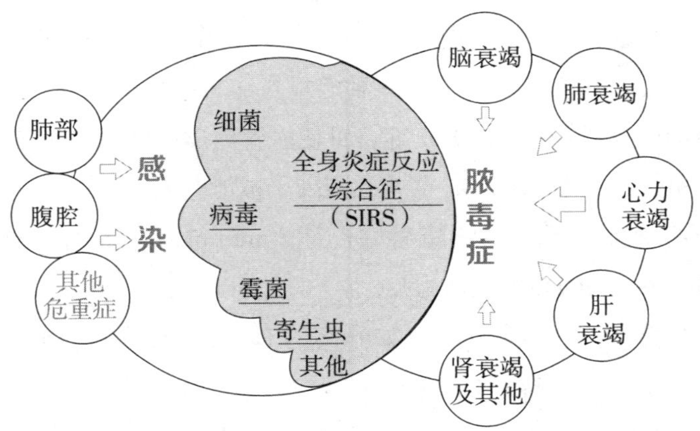

图 1-1 感染诱导全身炎症反应综合征（SIRS）是脓毒症的主要发病机制和过程

SIRS 常见的一个临床表现是高热，而且高热可进一步加大 BBB 透通性，促使大量的 LPS、细胞因子和其他炎症因子（例如，白细胞介素 -6、CRP 和降钙素等）经被破坏的 BBB 反向泄漏入脑组织和（或）其他器官，导致一个或多个器官功能障碍，威胁生命——脓毒症。

肾素 - 血管紧张素系统（renin-angiotensinsystem，RAS）被认为是在控制许多器官功能中起着重要的调节作用。血管紧张素转换酶（angiotensin-converting enzyme，ACE）及 ACE2 是合成 RAS 活性成分的两种关键酶，并具有重要反调节作用。ACE2 广泛表达于肺、心血管系统、肠道、肾脏，以及中枢神经系统。ACE2 已被鉴定为是一种新型冠状病毒受体，是导致 COVID-19 的感染因子。而且，病毒与人类 ACE2 受体具有更强的结合亲和力。鉴于病毒与 ACE2 受体结合后，可使 ACE2 的功能丧失。其机制如下：一方面，病毒可直接与内皮细胞上的 ACE2 受体结合或直接打击 ACE2 受体使其功能丧失，导致弥漫性内皮细胞损伤；另一方面，病毒感染可引起一种严重炎症风暴，大量细胞因子，如白细胞介素 -6 和 TNF-α 等，可使血管内皮细胞遭受第二次打击，引起内皮细胞泄漏，这些细胞因子被泄漏入全身器官，其结果势必导致多器官功能障碍综合征（multiple organ dysfunction syndrome，MODS）及脓毒症。

此外，一些致凝因子（如升高的 D- 二聚体和铁蛋白）、高凝状态，以及弥散性血管内凝血等，可引起脓毒症相关卒中（出血性脑卒中和缺血性脑卒中）。实际上，细菌感染诱导的炎症风暴，也可降低 ACE2 活性，这与肺部感染 / 肺炎而易引起严重 SIRS 有关。严重的 SIRS 可导致广泛的内皮细胞损伤，甚至组织水肿、缺血性损伤和细胞死亡。基于动物实验的发现，ACE2 的持续缺乏可致中性粒细胞在受到细菌感染的小鼠肺部过度积聚，导致炎症反应和肺损伤。研究表明，ACE2 的活性降低不仅可引起细菌性肺部感染，而且也是通过中性粒细胞内流来调节机体对肺部感染免疫应答的重要组成部分。

严重全身炎症反应，如白细胞增多、CRP 升高、铁蛋白、降钙素和 D– 二聚体水平升高。这些变化都是炎症风暴的表现。在一些年轻人中，尽管经胸超声心动图没有异常，但由于炎症风暴，D– 二聚体升高已被认为是脓毒症患者血栓栓塞事件的指标，支持 D– 二聚体升高与血栓栓塞并发症的风险增加相关，并可导致细菌脓毒症中的急性大血管闭塞。

最值得注意的是，病毒或细菌与 ACE2 受体结合，然后进入宿主细胞进行复制，破坏宿主细胞和器官。ACE2 下调可能通过肾素 – 血管紧张素系统加重肺损伤和促进炎症反应。重症肺炎患者通常会出现急性呼吸窘迫综合征和多器官功能障碍 / 衰竭，这可能与严重的炎症风暴进一步导致这些炎症因子 / 毒素漏入相关器官有关。

或许，这种情况也是多数病毒或细菌感染的普遍现象。感染诱导的 ACE2 活性突然降低，可诱导血压突然升高。感染诱导的突发血压升高是脑功能障碍的高危因素，可导致心肌损伤、心肌炎和心包炎、心律失常和心搏骤停、心肌病、心力衰竭、心源性休克和凝血异常。ACE2 的失活也已成为肠道血管通透性改变、肾动脉高压、糖尿病和其他器官并发症的重要机制。ACE2 对新型冠状病毒受体和肾素 – 血管紧张素系统负调节因子起到关键作用，以及对病毒疾病和脓毒症相关器官功能障碍的影响已被广泛接受。

(二) 微循环障碍

感染引起的血管内皮细胞激活，可使其分泌一种血管活性物质——一氧化氮（nitric oxide，NO）。它具有松弛血管平滑肌的作用，从而诱发低血压，即脓毒性休克（俗称感染性休克）。这种低血压（收缩压＜90mmHg）需要血管升压素物维持。在全身炎症反应期间，由于抗凝通路的损害，LPS可以激活蛋白C的降解，导致微循环内微小血栓的形成及高凝状态的发生，于是引起脑微循环障碍和缺血。此时，有些患者的意识尽管大体清醒，但脑电图监测可能有弥漫性异常θ波改变，表明患者已存在脑功能障碍。然而，如果在脓毒性休克的早期没有使用抗生素治疗，LPS和其他炎症因子进一步经BBB入脑，神经毒血症和神经炎症必将发生。此时，星状胶质细胞维持内稳的功能丧失，可引发其释放炎症诱生型一氧化氮合酶（iNOS）和增高NO水平，氮形成的氧化物可导致神经炎症加重，细胞水肿和死亡，NO在解释脓毒症的病理生理中继续在起作用。而且，BBB渗透性的丧失，导致大脑的水转运受到干扰。水通道蛋白4（AQP4）对脑的水转运有严格的调节作用。如果血管周围星形胶质细胞足突被破坏，星状细胞足突的AQP4可介导细胞内水分转运增加，导致细胞毒性水肿。血管周围星形细胞足突、膜下突（进入蛛网膜下腔脑脊液）、室管膜下突（进入脑室）的AQP4表达减少，影响水的排出，引起血管源性水肿。

在临床上，患者发生了SIRS，表明是大脑免疫系统对感染的反应（星状胶质细胞释放细胞因子的程度），轻微的SIRS

通常不会损害 BBB，也不会引起器官功能障碍。相反，严重 SIRS 可损害 BBB，可使循环中的细胞因子、LPS、高渗药物、病原体及其他炎症介质经损坏的 BBB 入脑组织（图 1–2）。于是，炎症风暴诱导的脑功能障碍和脑水肿必将发生。值得注意的是，这种炎症风暴诱导的过度免疫是引起器官损害的主要机制，但一些患者也可能存在免疫抑制现象，尤其是在晚期阶段。

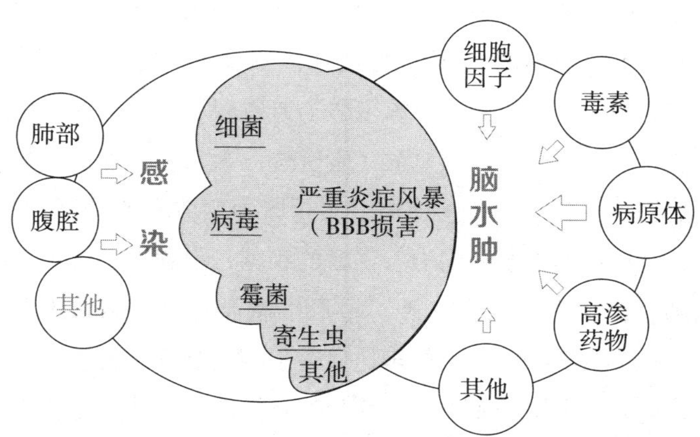

图 1–2　脓毒症相关脑功能障碍和脑水肿的发生机制

BBB. 血 – 脑屏障

（三）脓毒症相关脑病和脓毒症转移性脑炎

有些局部性炎症病灶尽管微生物未被清除，而且也未扩散到血循环，但由于细菌产生的毒素持续性释放到血循环，引起一种单一的内毒素血症。这种情况以肺部局灶性或多灶性炎症常见，这些患者没有经历脓毒性休克的过程，但由于 SIRS 和 LPS 的致凝作用引起的脑微循环障碍，几乎总是会引起一个脓毒症相关性脑病。细胞因子介导的炎症过程和细胞因子过度反应被认为是脓毒症相关性脑病发生的主要机制，由此引起的意识障碍可能是活跃的炎症介质作用于神经细胞的结果。此外，一些研究均证明，脓毒症相关性脑病患者血浆和大脑的氨基酸、神经递质水平与健康对照组相比有显著差异；脓毒症患者血浆中的芳香族氨基酸水平升高，支链氨基酸水平降低。异常的神经传递是脓毒症相关性脑病的病理改变，类似于肝功能衰竭引起的肝性脑病的病理机制，直接与精神和意识障碍相关。特别是受体表达的变化作用于γ- 氨基丁酸（GABA）。大脑中的递质失衡被认为与血液中氨基酸含量的变化，尤其是支链氨基酸与芳香族氨基酸的相对增加有关。随后，大量芳香族氨基酸（酪氨酸、苯丙氨酸和色氨酸）可以充当假神经递质，如多巴胺、去甲肾上腺素和 5- 羟色胺。氨超载可导致星形胶质细胞中谷氨酰的积累，引起渗透性星形胶质细胞肿胀，细胞毒性脑水肿。星形细胞血管足端 AQP4 表达的增加和在胶质纤维酸性蛋白表达显著下降是脑细胞毒性水肿的原因。总之，脑内神经递质水平的改变长期以来被认为是脓毒症相关性脑病的一个相关因素。

值得注意的是，一些经历了细菌或病毒感染的患者，微生物可经下列途径进入大脑：①经受体或细胞旁通路；②经破坏的 BBB；③经脑神经，如嗅神经、三叉神经或迷走神经；④经靠近中线脑室系统的无 BBB 的脑室周围器（circumventricular organ，CVO）；⑤经颅脑引流管。因此，脓毒症转移性脑炎很难避免，尸检和磁共振证实，脑微小脓肿是其常见表现。脑脊液细胞数和蛋白质轻微增高也可能是中枢神经系统微生物感染的证据。因此，必须牢记在心中的是，对严重 SIRS 患者一定要进行常规腰椎穿刺脑脊液分析和脑影像学检查。

三、脓毒症的临床表现

脓毒症是由感染和机体反应失调引起的威胁生命的器官功能障碍综合征。大多数的脓毒症潜伏在各种危重症前后。急性脑卒中和外伤性脑损伤是 ICU 中常见的危重症，而且老年人可能伴有急性脑卒中、外伤性脑损伤、严重心血管功能障碍，以及呼吸危重症等，比其他年龄段人群有更高的死亡风险。

（一）细菌性脓毒症

细菌性脓毒症指由革兰阳性菌或革兰阴性菌引起的脓毒症。细菌性脓毒症是 ICU 中高死亡率和高发病率的原因。尽管细菌学分离对指导治疗非常重要，但培养阴性的脓毒症也很常见。细菌性脓毒症的表现非常复杂，容易被漏诊。现将其临床表现和发展结局叙述如下。

1. 早期感染表现

脓毒症在感染过程的潜伏期短，通常仅几小时（中位数 1h）。潜伏期可能没有任何症状，包括发热、脉搏增快等情况。

一般来说，畏寒、发热、咳嗽、全身不适等流感样或肺炎样症状可能是脓毒症的早期表现。但脓毒症的早期临床表现复杂，常与原发感染部位密切相关。例如，咳嗽、气喘常提示呼吸道感染；精神状态改变 / 谵妄常提示中枢神经系统的问题；胸闷、气短可能涉及心血管功能障碍；腹痛、腹泻和呕吐常提示有腹部感染的可能；腰疼、尿痛、尿频或尿不出常暗示泌尿系统疾病。年老体弱及免疫缺陷患者的症状可能是不可预测的，甚至受凉也是一个诱因，一种不典型肺炎和（或）支气管感染可能是导致早期误诊的常见原因。

然而，80% 以上的脓毒症患者有 SIRS 的临床表现。它是宿主对感染的非特异性反应或促炎免疫反应引起的细胞因子释放的表现。

2. 进展期：全身炎症反应综合征

因为严重全身炎症反应涉及大量炎性细胞因子释放，这种反应牵涉细胞因子过度反应，这是一种危及生命的 SIRS。然而，SIRS 在临床上的主要表现是发热和心率增快，体温通常在 39℃以上（图 1–3）。

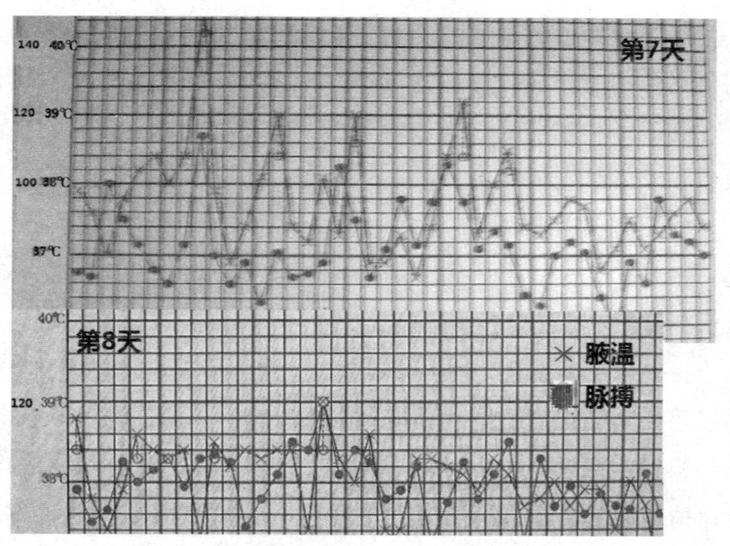

图 1–3　全身炎症反应综合征发热达 39℃左右，可持续 1 周以上，而且波动幅度不大，脉搏成比例增快，常提示感染可能扩散到骨髓或中枢神经系统。应该进行血、骨髓培养及脑脊液检查

此外，炎症风暴还与其他炎症介质增高，如白细胞介素 –6、D– 二聚体、C 反应蛋白（CRP）、降钙素原和铁蛋白等的参与有关。SIRS 的临床表现除了主要是全身炎症反应的表现外，还包括下列情况：①中性粒细胞＞80% 或其他异常；②突发收缩期血压＞190mmHg 或＜60mmHg、精神状态改变、炎症介质升高（如白细胞介素 –6、CRP 和降钙素原）、促凝介质（如内毒素、D– 二聚体）升高、ACE2 活性降低。SIRS 的认定标准必须至少≥2 项临床表现（≥3 项为严重）。

SIRS 是感染和（或）免疫反应的表现，但 SIRS 和脓毒症可同时存在。而且 SIRS 是导致脓毒症一个或多个器官功能障碍的病机。严重 SIRS 的发病和持续时间因病因而异。尽管最初的驱动因素可能不同，但有严重炎症风暴患者都可能反复高热，甚至持续几周。这些症状可能直接由细胞因子引起的组织损伤或急性期生理变化引起，也可能是由免疫细胞介导的反应引起的。

严重的 SIRS 可引起多系统内皮细胞死亡，发生多器官功能衰竭。急性期低蛋白血症（蛋白质≤25g/L）可导致毛细血管渗漏综合征。凝血障碍和低血小板数使患者具有自发性出血的高风险。病例可迅速发展为弥散性血管内凝血、血管扩张性休克和死亡。

SIRS 的实验室发现是可变的，并受潜在原因的影响。最初过度增高的炎症标志物，如白细胞介素 –6、D– 二聚体、C 反应蛋白和降钙素（图 1–4），尽管经抗感染治疗有逐步下降的趋势，但非生存者与生存者相比仍有明显差异。提示炎症和过度免疫反应是导致宿主预后不良的主要机制。而且有各种血细

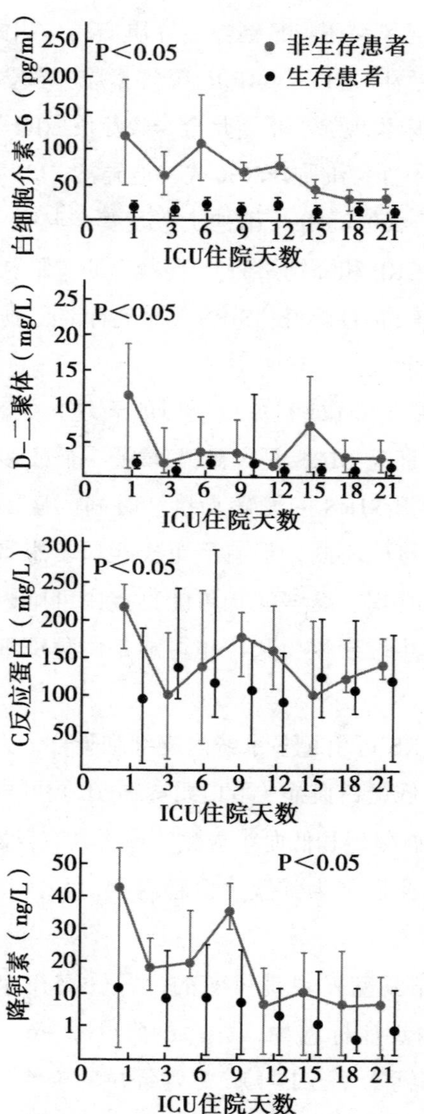

图 1-4　ICU 脓毒症的实验室炎症标志物的变化

胞计数异常，如白细胞增多或减少、血红蛋白降低、血小板减少、铁蛋白水平升高和其他血清炎性细胞因子水平升高，如干扰素 –γ、白细胞介素 –10 和可溶性白细胞介素 –2 受体 α 等。许多患者还有应激性高血糖或低血糖、低钠血症或高钠血症，甚至高甘油三酯血症。

3. 脓毒症相关器官衰竭的表现

来自 ICU 的脓毒症观察表明，最常见的急性器官功能障碍是脑衰竭 / 脑水肿，其次是急性呼吸衰竭 /ARDS/ 肺水肿。

急性脑衰竭 – 谵妄或昏迷，是严重的、可威胁生命的器官功能衰竭。谵妄和昏迷是细菌性脓毒症所致脑功能障碍最常见的临床表现，其患病率高达 81.6%～94.4%。严重炎症风暴会导致 BBB 破坏，大量细胞因子流入脑内可至弥漫性脑水肿或血管源性脑水肿而死亡，即脓毒症相关性脑病。细菌可经多个途径进入中枢神经系统。尽管脓毒症转移性脑炎在 MRI 上主要是微脓肿，但其脑脊液分析显示为严重的细菌性脑膜脑炎。然而，对于脓毒症转移性脑炎，其脑脊液分析常提示明显白细胞升高［中位数 473×10^6/L，范围（17～10 000）$\times 10^6$/L］，脑脊液蛋白质升高（中位数 7.39g/L，范围 4.78～42.49g/L）。值得注意的是，对于脓毒症相关性脑病，其脑脊液分析仅表明蛋白质水平轻度升高，白细胞计数正常，PCR 阴性，没有其他直接中枢神经系统感染的证据。

急性呼吸衰竭以急性低氧性呼吸衰竭为主，但急性高碳酸性呼吸衰竭并非罕见。高盛行急性低氧性呼吸衰竭可发展为急性呼吸窘迫综合征（acute respiratory distress syndrome，ARDS）/ 肺水肿。在 ICU 中，81.7% 伴有谵妄的脓毒症患者发生了 ARDS，需要插管和机械通气。由于肺炎或肺部感染引起的急性低氧性呼吸衰竭 /ARDS/ 肺水肿，作为一个威胁生命的器官衰竭事件与细菌性脓毒症高死亡率相关（图 1–5）。

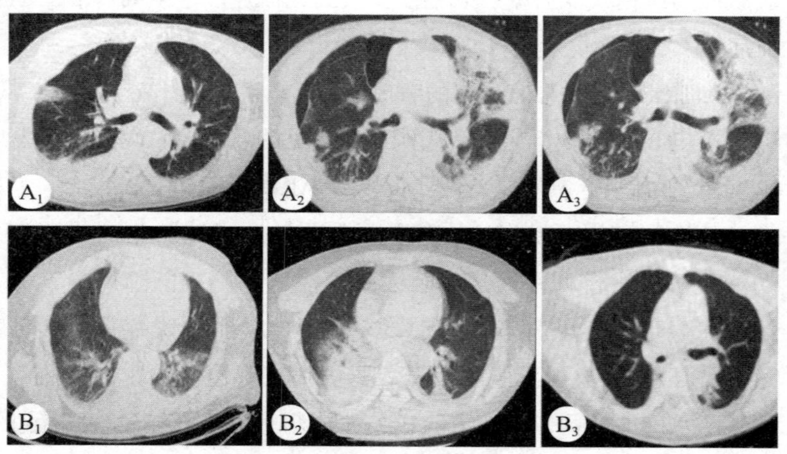

图 1–5　胸部 CT 图像的特征

细菌性败血症和 ARDS 患者，在症状出现后的第 2 天（A_1）、第 7 天（A_2）和第 17 天（A_3），胸部 CT 显示进行性双侧肺炎恶化，左叶有大面积磨玻璃影，由于对抗生素的耐药性，患者死亡；入住 ICU 的患者，症状出现后第 2 天（B_1）和第 7 天（B_2），胸部 CT 显示肺部出现双侧肺炎。第 3 天，患者处于昏迷状态，呼吸衰竭，需要进行呼吸插管，诊断为细菌性败血症。第 10 天（B_3），胸部 CT 显示，使用抗生素治疗后，双侧病变有所改善，患者最终康复

4. 脓毒症相关的器官衰竭评价

脓毒症相关急性器官衰竭被定为脓毒症相关 SOFA 评分≥2（指一个特定器官评分＞4 分，表示多器官功能障碍综合征）。SOFA 评分只适用已转入 ICU 的患者，而且需要等到血液生化结果才能评价，于是存在延误诊断的风险。

因为任何延误诊断都会增加死亡率。因此，只有快速诊断和治疗才能降低死亡率。需要强调的是，在ICU前紧急采用脑＋胸＋腹部CT筛查，可以快速诊断脑、呼吸、心血管、消化、泌尿系统感染和（或）器官损伤的情况。最常见的感染和器官功能障碍是肺和脑（图1–6），其次是肝胆和胃肠道（图1–7）。

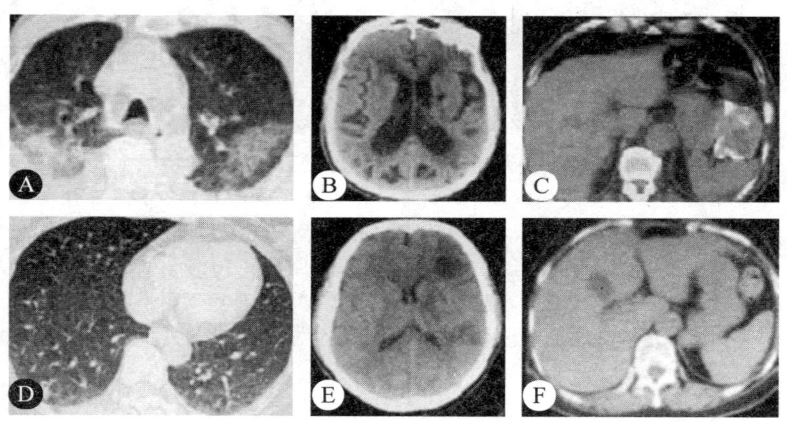

图1–6　入ICU前紧急脑＋胸＋腹部CT的影像学特征（一）

持续2天的咳嗽和呼吸困难患者，胸部CT显示双侧肺有大面积的磨玻璃影（A），头部CT显示右侧小梗死（B），腹部CT未见明显异常（C），患者被快速诊断为细菌性肺炎伴至少2个脓毒症相关器官损伤；50多岁的女性患者，因发热2天伴谵妄1天急诊，胸部CT示两肺感染（D），颅脑CT示颅内感染伴弥漫性脑水肿（E），腹部CT示肝右叶可疑感染灶（F），被快速诊断为严重多系统感染，住院4天，抢救无效，死亡

脓毒性休克和脓毒症相关心脏功能障碍是脓毒症在心血管方面的表现。其他脓毒症相关器官功能障碍诊断见第二篇相关章节。

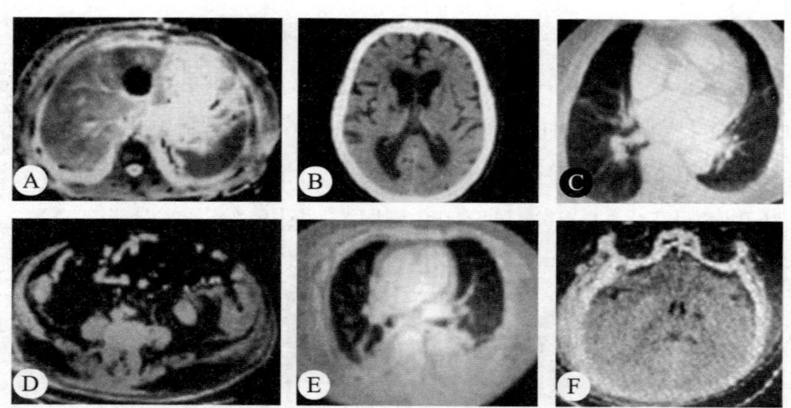

图 1-7　入 ICU 前紧急脑＋胸＋腹部 CT 的影像学特征（二）

持续 2 天发热伴上腹痛的 50 多岁的男性患者，腹部 CT 显示胆石症和胆管炎（A），头部 CT 显示右侧小梗死（B），胸部 CT 显示右下肺炎（C），患者被快速诊断为细菌性脓毒症相关多器官损害；70 多岁持续腹痛 3 天的男性患者，腹部 CT 显示腹膜炎（D），胸部 CT 显示双下肺炎（E），头部 CT 显示左侧皮质下小梗死（F），提示细菌性脓毒症相关多器官损害

5. 预后

参考 2020 年的相关文献，脓毒症的死亡率在 76% 左右。经过入 ICU 前紧急脑＋胸＋腹部 CT 的快速诊断感染和抗菌性治疗，死亡率下降到 46.3%。但这个死亡率也偏高，表明抗生素治疗不是唯一的，高死亡率还牵涉许多复杂的因素。例如，脓毒症相关急性脑功能障碍是脓毒症最常见的危及生命的器官功能障碍。脑水肿是其主要的表现，且预后差。这主要与过度免疫有关。

（二）病毒性脓毒症

病毒性脓毒症一般是指纯病毒感染引起的脓毒症。其常见病毒包括流行性感冒病毒、巨细胞病毒、黄热病毒、SARS 冠状病毒、MERS病毒和人类免疫缺陷病毒（human immunodeficiency virus，HIV）等。病毒性脓毒症可表现为散发性或局部性流行，甚至在全球暴发性流行。后者以全球暴发的新型冠状病毒感染最有代表性，其所致脓毒症相关威胁生命的器官衰竭高达59.0%，死亡率达48.2%。

1. 病毒性脓毒症类似细菌性脓毒症的表现

在新型冠状病毒感染伴器官衰竭的病例中，几乎100%来自社区获得性新型冠状病毒感染，而且大多数病毒性脓毒症都与细菌性脓毒症有类似临床表现。急性呼吸衰竭和急性脑衰竭是排名并列第一的威胁生命的器官功能障碍。SIRS/细胞因子过度反应在脓毒症患者脑功能障碍的发生发展中起着关键作用。病毒性脓毒症高流行的急性脑衰竭，是危及生命的脑功能障碍，范围从谵妄/精神状态改变到昏睡/昏迷。谵妄是严重的新型冠状病毒感染所致急性脑衰竭最常见的表现，其患病率为73%～79.5%，而最终昏迷的患病率高达81.6%。然而，大多数严重的新型冠状病毒感染相关SIRS和谵妄在进入ICU前已经完全符合脓毒症的诊断。存在的证据表明，类似于细菌性脓毒症，急性呼吸衰竭和急性脑衰竭也是病毒性脓毒症最终威胁生命的主要两个器官功能障碍。

然而，除了上述相同的临床表现外，也存在一些与细菌性脓毒症不同的临床表现。

2. 病毒性脓毒症的特殊临床表现

一些病例的尸检发现脑实质中存在新型冠状病毒，表明新型冠状病毒可引起中枢神经系统感染。而且，越来越多的证据表明，病毒可以通过多种途径直接进入大脑。一个ICU患者的队列分析证实，在150例严重新型冠状病毒感染患者中有25例接受了脑脊液检查，发现3例患有脑炎，5例患有其他脑病。

病毒性脑炎和病毒性脑病的鉴别诊断对于临床医生来说仍然很难。尽管先前的研究表明，脓毒症引起的脑病与炎症风暴有关，后者会导致BBB通透性升高和脑水肿。更重要的是，准确的诊断还需要基于脑脊液分析的证据。没有进行脑脊液检查，更容易漏诊中枢神经系统感染。临床上，持续数天到数周的严重炎症风暴可能代表微生物进入大脑。因此，对难治性炎症风暴患者应进行脑脊液检查。此外，脑脊液分析也是鉴别病毒性脑炎与脓毒症转移性脑炎的重要证据。病毒相关脑炎的脑脊液分析主要是淋巴细胞增多和脑脊液蛋白质升高，以及阳性的RT-PCR或鞘内抗体（IgM、IgG）的产生。

（三）混合性脓毒症

新型冠状病毒感染期间，近50%～57.9%的新型冠状病毒感染患者发生了ICU继发性细菌感染。只有3.5%～16.7%的新型冠状病毒感染被确认为社区获得性细菌感染。这种情况提示可能存在混合性脓毒症。

根据以前的报道，混合性脓毒症并不罕见。而且，混合性脓毒症的动物模型也已成功建立。然而，混合性脓毒症的报道也更为频繁。认识混合性脓毒症仍然是一个非常重要的问题，因为在ICU研究中，延迟开始抗生素治疗与早期高死亡率有关。因此，更快、更准确地鉴定病原体至关重要。不幸的是，脓毒症的早期诊断只能依靠临床医生怀疑感染而不是培养。即使在培养物呈阳性的患者中，从送样本到获得阳性结果之间也存在数小时到数天的时间差。

已知中性粒细胞是抵御细菌病原体的第一道防线。外周血中性粒细胞数量的增加是细菌脓毒症的一个重要标志。然而，病毒性脓毒症死亡患者的外周血淋巴细胞往往显著减少。细菌感染可根据中性粒细胞数量升高来诊断。临床上，严重的炎性风暴（高热、白细胞或其他炎症标志物升高）通常是疑似细菌脓毒症或混合性脓毒症的标志。但对疑似的细菌性脓毒症患者仍需进行细菌学检查，以达到准确的抗生素治疗的目的。

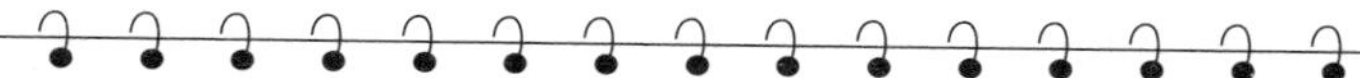

• 知识点

脓毒症是由感染诱导的威胁生命的急性器官功能障碍，其临床表现复杂，是可威胁生命的危重病。同时，由于脓毒症在全球的发病率和死亡率很高。脓毒症相关脑衰竭/脑水肿和肺衰竭/肺水肿与脓毒症预后差紧密相关。即使生存下来，大多数患者通常也会伴有认知障碍等后遗症。可见，脓毒症，特别是伴有脑水肿和肺水肿，可严重影响人类的健康，并给社会带来严重的经济负担。因此，急诊医师在入ICU前送患者进行紧急脑＋胸＋腹部CT筛查以了解感染和器官受损情况，并在最初1h内改善其治疗是降低死亡率和残疾率的关键。近年，WHO已决定，把SSC列为全球卫生健康的优先事项。

参考文献

[1] TONG D M, ZHOU Y T, WANG Y W. COVID-19-Associated Acute Brain

Dysfunction Related to Sepsis [J]. Clin Med Res, 2021, 13: 82–91.

[2] SINGER M, DEUTSCHMAN C S, Seymour C W, et al. The Third International Consensus Definitions for Sepsis and Septic Shock (Sepsis–3) [J]. JAMA, 2016, 315: 801–810.

[3] K REINHART, R DANIELS, N KISSOON, et al. Recognizing sepsis as a global health priority—A WHO resolution [J]. N Engl J Med, 2017, 377: 414–417.

[4] ISKANDER K N, OSUCHOWSKI M F, STEARNS-KUROSAWA D J, et al. Sepsis: Mutiple abnormalities, heterogeneous responses, and evolving understanding [J]. Physiol Rev, 2013, 93: 1247–1288.

[5] SHULYATNIKOVA T, VERKHRATSKY A. Astroglia in sepsis associated encephalopathy [J]. Neurochem Res, 2019, 18.

[6] DAVID C F, CARL H J. Cytokine Storm [J]. N Engl J Med, 2020, 383: 2255–2273.

第 2 章　脓毒症相关急性脑衰竭的监测

一、量表监测

在全球，脓毒症是引起人急性脑衰竭并导致死亡的首位原因。人脑是产生意识（conseiousness）的器官，具有觉醒（awakening）和认识（awareness）功能。意识是大脑皮质后天获得的产物。

脑的基础发育在出生后 3 个月末就已大体形成，其生长速度每天约为 1%，在最初 90 天的总增长率为 64%。但产生意识功能的 1000 亿个神经元之间的联系要到出生后才开始启动，延续到青春期才基本完善。

后天性神经元之间的传递障碍是影响意识的主要病理改变。上行网状激活系统（ascending reticular activating system，ARAS）位于双侧丘脑和嘴侧中脑之间，由间脑中央投射到双侧大脑皮层并激活全脑的觉醒水平。这个维持觉醒的“开关”核心部位在丘脑后部 – 中脑之间（也许还网联到上脑桥）。ARAS 在双侧丘脑和上脑干之间的觉醒“开关”对缺血缺氧是非常敏感的，如果双侧 ARAS 的“开关”同时关闭，则必然发生昏睡或昏迷。双侧丘脑旁正中动脉负责 ARAS 的血液供应。一条变异的丘脑旁正中动脉（Percheron 动脉）（占人群的 1/3）是一条独立的动脉干，起源于单侧大脑后动脉 P1 段，向双侧旁正中丘脑和吻侧中脑的 ARAS“开关”供血（图 2-1）。

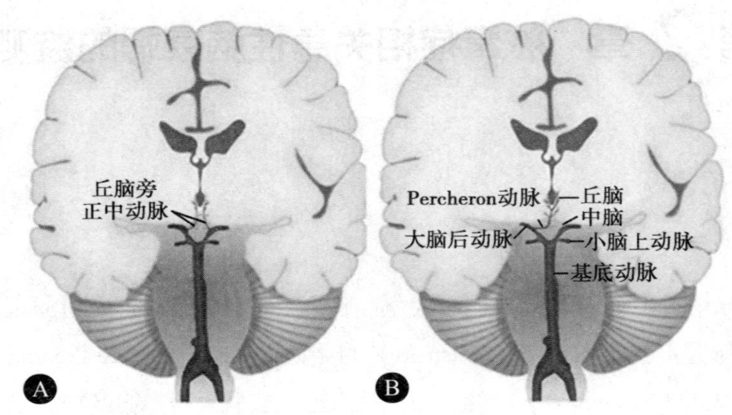

图 2-1　双侧 ARAS“开关”的血液供应

“开关”闭塞导致双侧丘脑旁叶梗死，有时延伸至嘴侧中脑。这种变异的，Percheron 动脉类似于单线控制双侧 ARAS“开关”，因此，Percheron 动脉受压或扭曲可导致其缺血或闭塞。在这些患者中，因为双侧 ARAS“开关”关闭，必然产生病理性昏睡或昏迷状态

在临床上，脓毒症引起的急性脑衰竭可表现为连续性意识改变，从急性谵妄开始，到最终昏迷，甚至脑死亡。因此，急性脑衰竭的评定和监测对评估病情，指导治疗和判断预后都非常重要。

（一）国际量表的监测

众所周知，格拉斯哥昏迷评分（GCS）和 SOFA 评分是广泛用于

评定与监测急性脑衰竭具有准科学价值的评定工具，已被国际普遍认可。现介绍三个常用的国际量表，见表 2–1 至表 2–3。

表 2–1　格拉斯哥昏迷评分（GCS）

项目		评分
睁眼反映（E）	随意（能服从指令睁闭眼）	4
	呼唤能睁眼（但不能执行闭眼）	3
	痛刺激能睁眼	2
	无睁眼	1
语言反映（V）	能定向	5
	不能定向	4
	乱说单词	3
	只有呻吟	2
	无语言	1
运动反映（M）	服从指令（能服从指令运动肢体）	6
	痛刺激能定位（或只能小部分服从指令）	5
	只有逃避（痛刺激有肢体回缩）	4
	异常屈曲（去皮质强直）	3
	异常伸展（去大脑强直）	2
	无运动	1

如果患者被插管，不能说话。GCS 评分采用 GCS 运动分评定，GCS 运动 6 分=GCS 15 分；GCS 运动 5 分=GCS 9～14 分；GCS 运动 4 分=GCS 6～8 分；GCS 运动≤3 分=GCS 1～5 分

表 2-2　SOFA 标准用于定义和评定急性脑衰竭

分类	定义	SOFA 评分	GCS 分
谵妄	在 ICU 住院期间至少 1 次 CAM-ICU 临床表现为轻微谵妄(GCS＝14),≥2 次为严重谵妄(GCS＝13)	1 分	13～14 分
嗜睡	指一种病理性睡眠,表现为持续性的、延长的睡眠状态。呼唤或推动患者可使其转醒且意识活动接近正常。但停止刺激后,患者又会入睡	2 分	10～12 分
昏睡	指一种无意识状态,只有通过强烈刺激才能唤醒患者。ARAS 的功能明显受损,但该网络可以在短时间内“激活”。如果几分钟不受刺激,患者又会进入睡眠状态	3 分	8～9 分
植物状态	是指对自我和环境的不了解,伴有睡眠 - 觉醒周期,下丘脑和脑干自主神经功能完全或部分保留	3 分	8 分
昏迷	指一种无法唤醒的无意识状态,代表一种比昏睡更严重的觉醒受损状态。通常情况下,患者接受刺激不会睁开眼睛	3 分	7 分
深昏迷	双侧眼球固定,瞳孔散大,对光反射和脑干反射消失,四肢松弛,对任何强烈刺激毫无反应,生命体征严重不稳	4 分	＜6 分

SOFA. 序贯器官衰竭评估

表 2-3　格拉斯哥预后量表扩展（GOSE）评分与全脑功能电话访谈

GOSE	评分	全脑功能电话访谈
死亡	1	死亡
植物状态	2	没有意识，但能睁眼
下等严重残疾	3	依赖：需要频繁帮助
上等严重残疾	4	依赖：需要一些帮助
下等轻微残疾	5	不能参与一种或多种生活活动
上等轻微残疾	6	稍能参与一种或多种生活活动
下等良好恢复	7	能正常生活，但有轻微症状
上等良好恢复	8	完全恢复到正常生活

（二）脑损伤的影像监测

1. 先天性脑损伤，有正常的意识水平吗？

微生物有无孔不入的能力。有人曾报道一例先天性大肠埃希菌肺炎引起新生儿脓毒症，出生时就有嗜睡，经 ICU 积极抢救存活。由于先天性脑损伤合并有后天性脑损伤，故无法评定先天性脑损伤是否有正常意识水平。这里介绍一例先天性脑疝（具有正常意识水平），以供大家探讨。

男，77 岁，右利手，有正常的生活 / 工作能力。他除了有半年高血压病史外，没有任何医学、家族遗传史。查体：血压 170/100mmHg。意识、智力及其他神经和医学检查（包括实验室）均未发现异常。磁共振成像（图 2-2）显示左侧颞叶有一个巨大的不规则肿块，伴有结节状或分叶状混合信号改变，中线向右移位，间脑和中脑受压。虽然左脑的额叶、颞叶、顶叶和枕叶小，并被推到外围，但保持了一个功能齐全的大脑。随访一年，未见异常。诊断如下：①先天性脑疝；②先天性小脑叶；③先天性畸胎瘤。图 2–2 表明，先天性脑疝和小脑叶也可以生长大量获得性神经元及其连接，具有完整的脑功能，这可能与人类基因的排列有关。

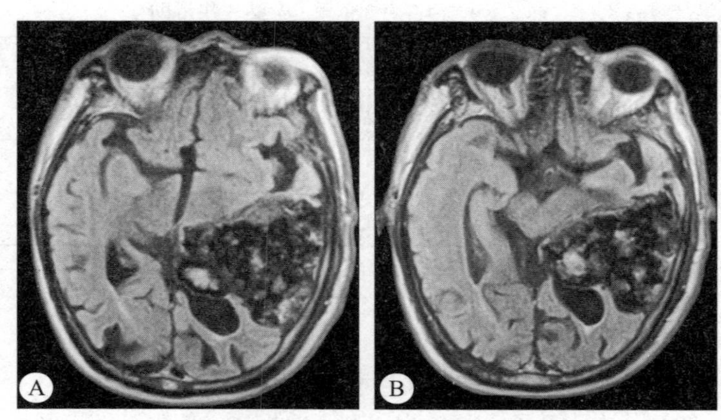

图 2–2　先天性脑疝和小脑叶的脑影像

2. 后天获得性脑水肿 / 脑疝及其他脑损伤

后天获得性脑水肿 / 脑疝或其他脑损伤可引起严重意识障碍，包括嗜睡、昏睡、昏迷、植物状态、最小意识状态，甚至脑死亡。这些严重意识障碍除了常与脓毒症及原发病的机制密切相关外，也与脑损伤的部位、性质和程度的不同而表现各不相同。现将常见后天性脑损伤，如脑水肿和脑疝介绍如下。

（1）血管源性脑水肿和弥漫性脑水肿：单侧半球血管源性脑水肿的主要表现为颅压增高，如果未发展到脑衰竭，通常不会昏迷（图 2–3A）。双侧半球急性弥漫性脑水肿是导致急性脑衰竭昏迷的常见原因。图 2–3B 为侧脑室水平 CT 检查，显示双侧脑室周围弥漫性低密度区，脑沟广泛性消失、双侧外侧裂闭合及脑室被挤压。此外，伴有多灶性低密度区累及皮质和白质，灰白质分界线模糊，提示存在严重的血管源性水肿。

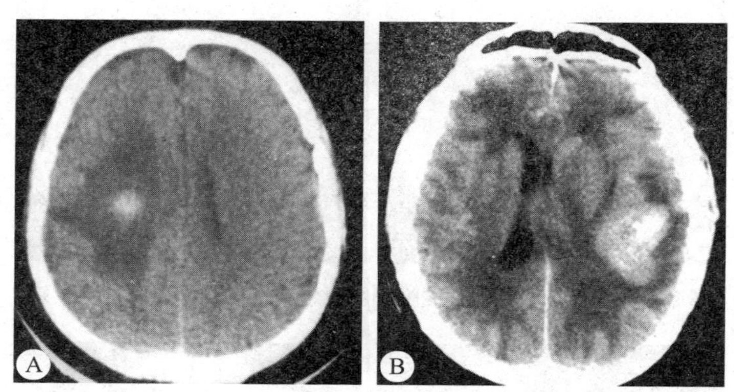

图 2–3　A. 右侧小血肿伴周围血管源性脑水肿；B. 左顶叶血肿伴双侧弥漫性血管源性脑水肿

另一种来自侧脑室水平 CT 检查的急性弥漫性脑水肿，仅显示全脑的脑沟广泛性消失，双侧外侧裂被挤压几乎闭合，但没有明显多灶性低密度改变，表明脑区存在弥漫性细胞毒性水肿（图 2–4）。

（2）双侧大脑皮质受损所致的植物状态和持续性：植物状态（vegetativestate，VS）早期可表现昏睡或昏迷，由于上脑干功能恢复，患者觉醒 – 睡眠周期存在，但意识内容仍完全丧失（醒状昏迷）。VS 持续 1 个月以上即为持续性（persistentvegetativestate，PVS）。VS 影像表现与原发病不同，但其共同点是双侧大脑皮质和皮质下弥漫性损害，上脑干功能保存或基本恢复。这种弥漫性大脑皮质坏死（高信号损害，图 2–5），尤其是心肺复苏后缺氧性脑损害和严重低血糖脑损害，通常是不可逆的。

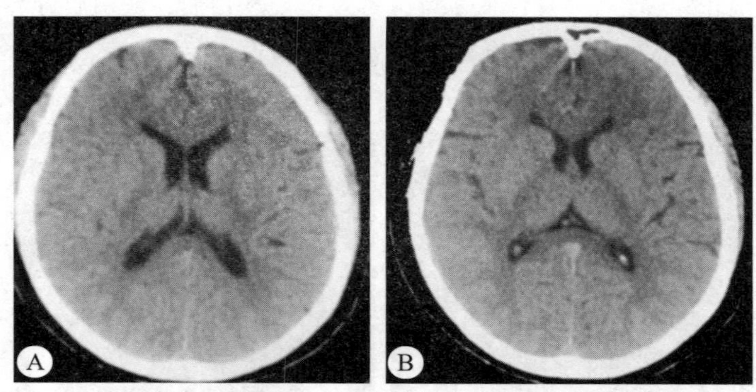

图 2–4　脓毒症患者伴弥漫性细胞毒性脑水肿，提示急性脑衰竭

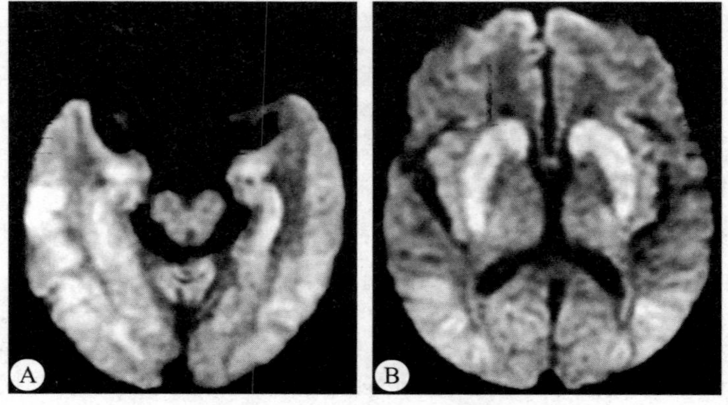

图 2–5　不可逆性持续性植物状态

相反，对于脑外伤感染，以及一氧化碳中毒后引起的 VS 或 PVS 来说，无论是急性的还是迟发性的，大多数病例表现为弥漫性脑水肿或皮质下缺血性损害，大脑皮质坏死不明显，其可逆性苏醒的机会很大，从 CT 及 MRI 对一些 VS 的预后观察得到了证实（图 2–6）。

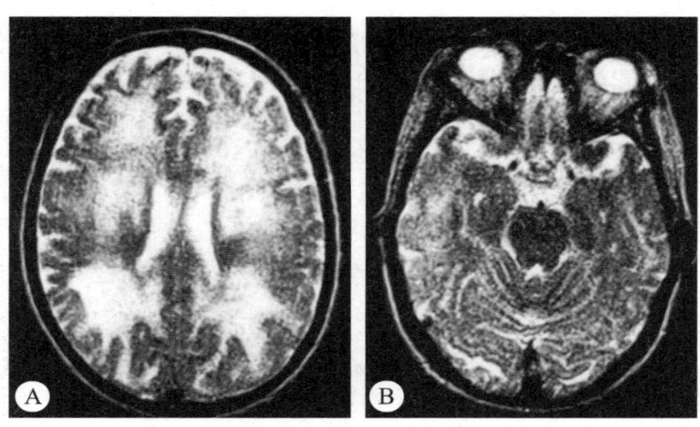

图 2-6　可逆性植物状态

（3）间脑中央部 / 下丘脑后部损伤和中央症：间脑中央部是维持觉醒“开关”至关重要的部位，网联下丘脑及丘脑后部。如果双侧 ARAS“开关”同时关闭，则发生昏睡或昏迷。一条变异 Percheron 动脉负责双侧旁正中丘脑和嘴侧中脑的 ARAS 的血液供应。急性基底动脉闭塞也可累及 Percheron 动脉的缺血，导致双侧旁正中丘脑或中脑梗死 – 昏睡 / 昏迷（图 2-7）。

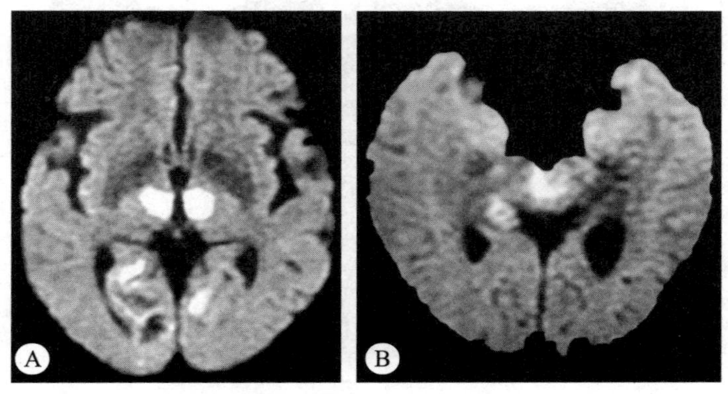

图 2-7　Percheron 动脉闭塞引起急性脑梗死 – 昏睡 / 昏迷

小脑幕疝，也称为中央疝（centralherniation），是一种常见的且最易被忽视和漏诊的脑疝。中央疝是指大脑半球和中央间脑通过天幕开口向下移位，使间脑中央 ARAS 受压，临床表现为昏睡或昏迷，双侧瞳孔对称（2mm 左右），对光反射存在，眼头反射存在，多有去皮质强直和双侧病理反射阳性。

图 2–8 为三脑室水平 CT 检查，显示左半球单侧脑出血伴有弥漫性水肿及一侧下行天幕中央疝，三脑室及左侧脑室受压，双侧脑沟和基底池闭塞或消失。中脑背侧被压缩，并前后对称，导致梨形畸形。

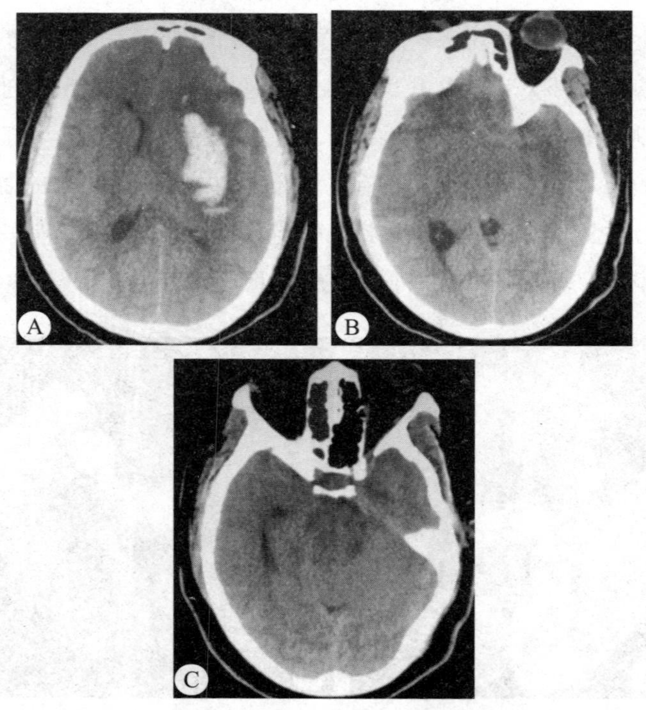

图 2–8　右侧脑出血导致的弥漫性脑水肿和中央疝

（4）中脑受损和颞叶沟回疝：颞叶沟回疝（uncalherniation）是天幕上肿块性病损导致的天幕疝。临床上以单侧钩回向下移位和中脑 ARAS 受压最为常见，影像学表现为中线移位和疝侧第三脑神经受压，临床表现为昏迷，瞳孔不对称（>3mm）和对光反射丧失。包括下行性天幕疝和上行性天幕疝两种类型。

轴位 MRI-DWI 扫描（图 2-9A）显示右侧右额颞枕叶大面积梗死导致的单侧下行性天幕疝。中线向左移位，同侧外侧裂消失和对侧外侧裂变小。同时右侧颞叶沟回疝更可能向下移位而引起三大并发症：①扭曲同侧大脑后动脉或压迫其 P1 段发出的变异性丘脑旁正中动脉，导致双侧丘脑或嘴侧中脑的梗死和深昏迷（图 2-9）；②同侧中脑变形（弯曲）并向对侧移位（图 2-9B），同侧第三脑神经受压（右侧瞳孔 6mm，左侧 4.5mm）；③对侧中脑受压被嵌入对侧天幕切迹内（尸检可见 Kernohan 沟），导致左侧大脑脚和皮质脑干束受压（图 2-9B）。

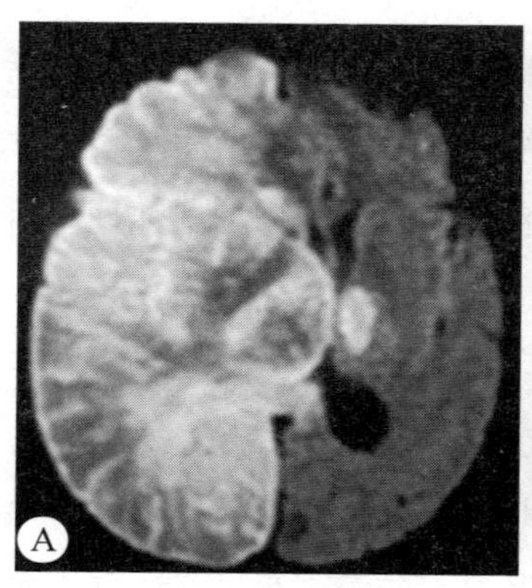

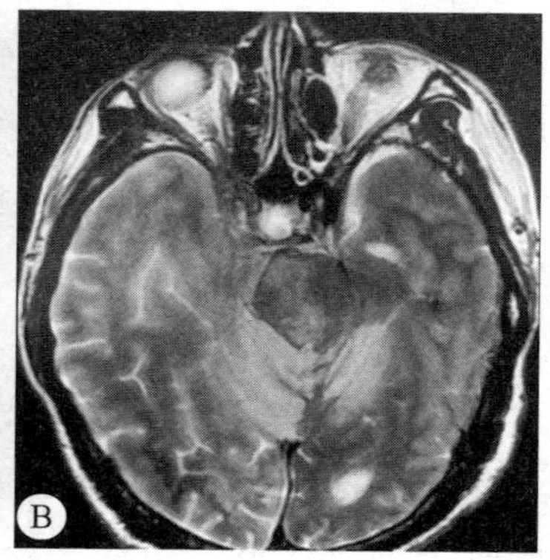

图 2-9　颞叶沟回疝

二、全身影像监测

脓毒症是一种由感染引起的全身性多器官受累的危重病。因此，影像诊断必须结合全身的重要器官进行综合分析。脓毒症相关急性脑衰竭是指急性脑功能障碍的病因为脓毒症。虽然他们的症状可以表现为精神状态改变（范围从谵妄到昏睡或昏迷）。而且在临床诊断上，血清标志物和脑电图的变化已被广泛应用。但无论脓毒症的严重程度和结局如何，目前管理办法主要是新开发的临床影像技术，包括选择性磁共振波谱成像（magnetic resonance spectroscopy，MRS）和 PET 评估，可让我们记录大脑化学和功能的细微变化，如神经递质失衡，内皮细胞活化和 BBB 通透性升高，并探讨胶质细胞和移行性炎症细胞的微观作用。尽管 PET 能对危重患者伴有脓毒症相关脑功能障碍进行更准确的诊断，但这种高技术在大多数医院并不能投入使用。然而，常规影像监测对诊断脓毒症相关急性脑衰竭的预后评估及指导治疗也具有临床价值。

直接效应相关的炎症可来自微生物感染，间接的影响包括低血压和缺氧引起的脑损伤及功能障碍。目前，脓毒症及其急性脑衰竭情况主要通过 CT 和 MRI 检查。本书将介绍下列几种诊断与鉴别诊断的方法。

（一）全身影像监测

紧急脑＋胸＋腹部 CT 常规检查

脓毒症并非一种孤立和静止的疾病，它通常潜伏在一些危重病的前后，牵涉感染，引起一个或多个系统受累，发展成威胁生命的器官功能障碍，这被新型冠状病毒感染所致的器官衰竭进一步证实。而且，新型冠状病毒感染相关急性脑卒中是脓毒症相关急性脑衰竭最常见的一个临床类型。尽管阳性血培养对诊断和治疗脓毒症非常重要，由于其从采取标本到得到报告需要几天的时间，而且，大约 50% 可能出现阴性的结果，故不适应脓毒症的快速诊断。因为脓毒症是一种高风险致死的全身重症感染，延误诊断可增高死亡率。只有快速诊断和治疗才可降低死亡率。因此，一个紧急脑＋胸＋腹部 CT 已成为检查社区获得性感染 / 脓毒症的首选，有用的新技术。适用于急诊患者和危重患者转运到 ICU 前必须快速完成的紧急检查，而且这项技术在所有医院都可以开展。

一般来说，要是紧急脑＋胸＋腹部 CT 检查阴性，表明感染和脓毒症的可能性很小。相反，要是院前紧急脑＋胸＋腹部 CT 检查发现感染灶和急性器官损害的影像表现，则是诊断社区获得性脓毒症的有力依据（图 2–10）。

（二）选择性影像监测

尽管紧急脑＋胸＋腹部 CT 检查对社区获得性脓毒症有决定性作用，但进一步监测器官衰竭的部位和范围仍应选择其他影像检查。

要是紧急脑＋胸＋腹部 CT 检查证实有肺炎或其他部位的感染，而没有发现器官衰竭的影像证据，就只能诊断社区获得性感染。但仍需动态观察或选择其他检查来明确有无器官功能障碍 / 脑水肿或脓毒症（图 2–11，图 2–12）。

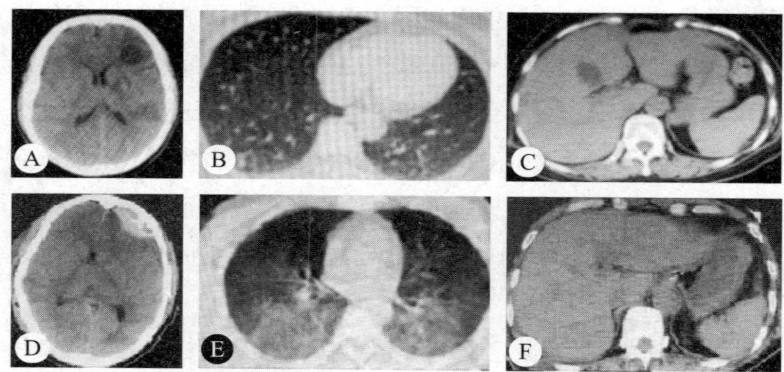

图 2-10　女，53 岁，因发热 2 天伴谵妄 1 天入院。进入 ICU 前紧急脑＋胸＋腹部 CT 检查显示，颅脑 CT 考虑颅内感染伴弥漫性脑水肿（A），胸部 CT 示两肺感染（B），腹部 CT 示肝右叶可疑感染灶（C），住院 4 天，抢救无效，死亡出院，这个影像证明了多系统感染，导致脓毒症相关脑功能障碍的主要诊断依据是弥漫性脑水肿。男，60 岁，因头部外伤 1h 呼叫急救，进入 ICU 前紧急脑＋胸＋腹部 CT 检查显示：头部 CT 快速诊断左额小血肿伴血管源性脑水肿和弥漫性脑水肿（D），胸部 CT 示两肺感染（E），腹部 CT 未见明显异常，支持社区获得性肺炎导致了脓毒症相关脑功能障碍，而非孤立性脑外伤

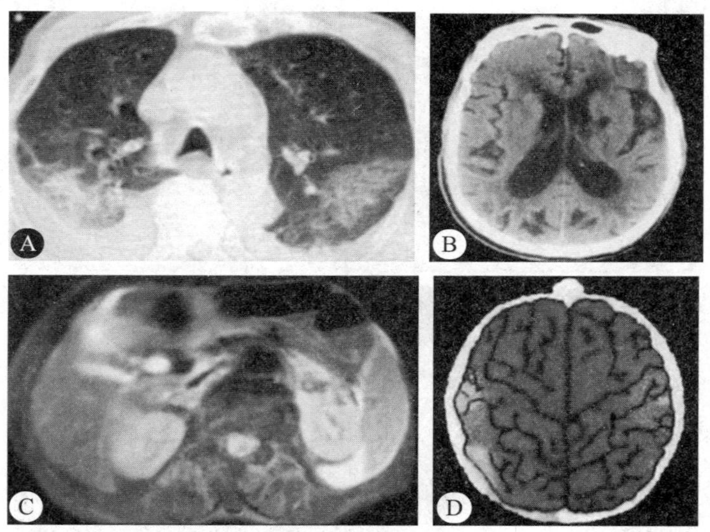

图 2-11　男，81 岁，上腹痛，尿黄 1 天入院。入院意识清醒，胸腹部 CT 示肺炎（A）、胆石症、胆囊炎、腹膜炎（B），总胆红素 36.4μmol/L，颅脑 CT 示陈旧性小梗死，但脑裂不对称不排除轻微脑水肿（C）。入院 7 天发热、血压 90/60mmHg，入院第 10 天血培养出催产克雷伯菌。第 16 天脑地形图示双侧 θ 频段能量增高（D）。患者有明显胸腹部和血流感染。诊断脓毒性休克，虽然意识似清晰，但脑地形图（D）明显异常，提示潜在脑功能障碍，不排除颅内感染（无脑脊液分析）。符合脓毒性休克相关脑功能障碍的诊断

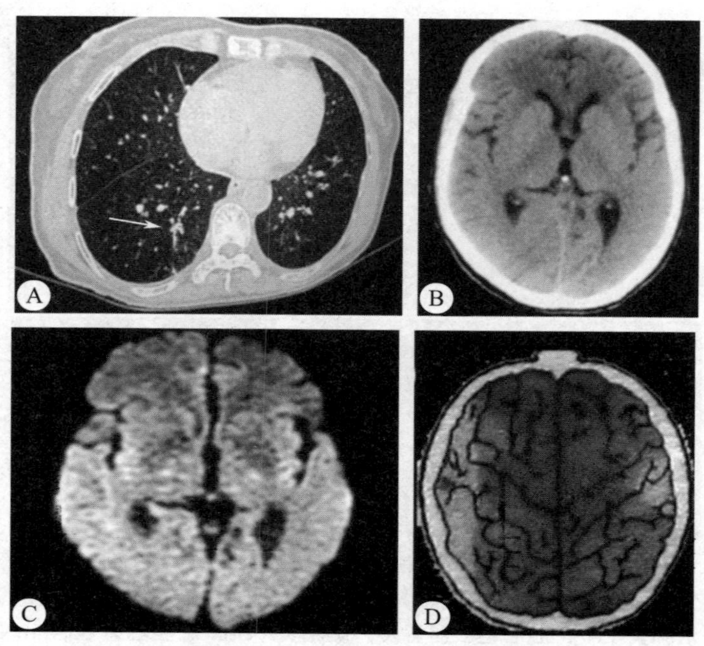

图 2-12　女，67 岁，发热、咳嗽 1 天，谵妄 1 周入院。入院 GCS 为 13 分，肺 CT 示右下肺炎（A），颅脑 CT 和 DWI 未见明显异常（B 和 C）。入院第 3 天脑脊液检查无明显异常（蛋白质 0.46g/L，细胞数 6×10^6/L）。但入院第 5 天，脑地形图示双侧 θ 频段能量增高（D）。这个患者有肺部感染和谵妄，尽管颅脑 CT 和 DWI 未见异常，但脑地形图中度异常，符合脓毒症相关性脑病的诊断

1. 脓毒症相关脑功能障碍 / 脑水肿的 CT 影像改变

脓毒症相关脑功能障碍的影像诊断不可缺少的唯一证据仍是脓毒症相关的脑损害。尽管其影像学表现可能包括多种模式，但来自 CT 检查的大多数脓毒症的影像学改变还是弥漫性脑水肿（图 2–13 至图 2–15）。

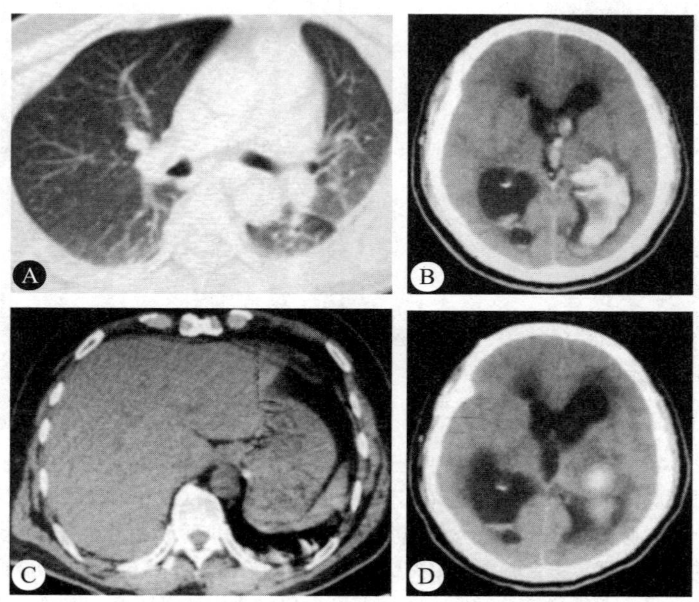

图 2–13　男，43 岁，入院的胸部 CT 检查示肺部感染（A），颅脑 CT 示丘脑出血（B），肝 CT 无胆石症及阻塞性胆管炎的证据（C），但实验室总胆红素为 43.4μmol/L，丙氨酸转氨酶（ALT）为 414U/L 和天冬氨酸转氨酶 181U/L。而没有自身免疫性肝炎、病毒性肝炎（A 至 D）和 Wilson 病的血清学证据。6 天后复查颅脑 CT 示血肿缩小，脑水肿加重（脑的沟、裂消失）。患者肺部感染导致弥漫性脑水肿和肝功能障碍，符合脓毒症相关脑功能障碍的诊断

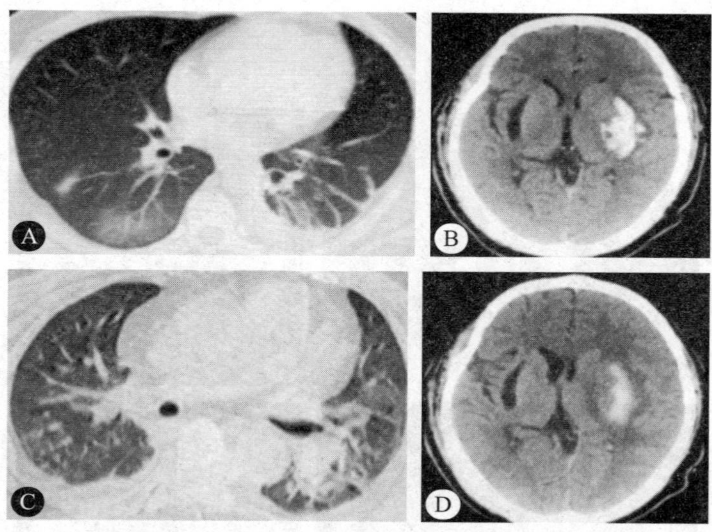

图 2-14　男，34 岁，既往有脑出血史。入院前受凉伴咳嗽，在门诊胸 CT 示肺部感染（A）。次日突发意识不清急诊入院。头颅 CT 示左侧基底节区出血（B）。腹部 CT 无异常。这个影像指明急性脑功能障碍是牵涉最初肺炎引起的凝血病理。符合脓毒症相关脑功能障碍的诊断。入院 6h 经皮动脉血氧饱和度低，予气管插管呼吸。入院第 8 天仍处于浅昏迷状态，发热，体温 38.6℃，阵发性自主呼吸促，肺 CT 示肺部感染加重（C），颅脑 CT 示出血吸收好转，但水肿加重（D）。入院第 14 天伴肾衰竭。升级抗生素治疗后病情好转出院。诊断脓毒症相关出血性脑卒中和 MODS（脑、肺、肾）

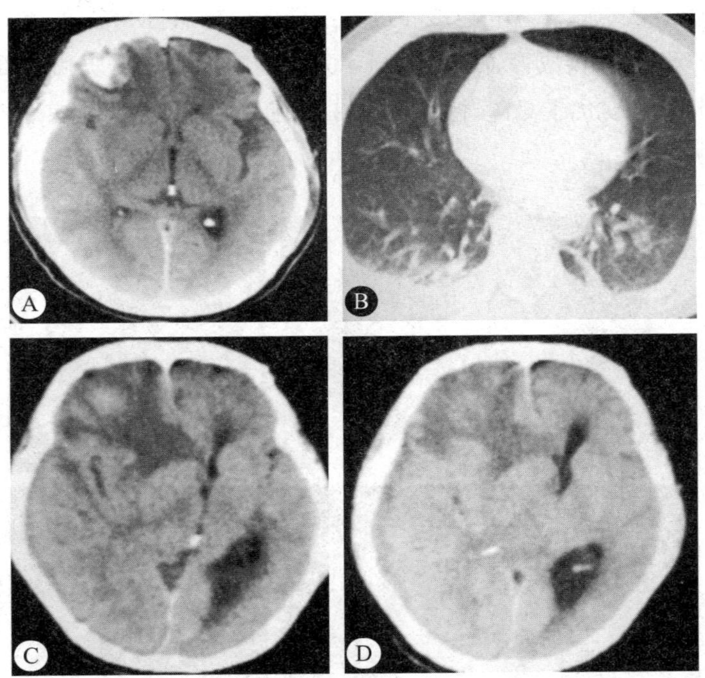

图 2–15　CT 示血管源性脑水肿。男，64 岁，因脑外伤急性昏迷 1h，被送入重症监护病房。最初的 CT 显示右额叶有小血肿（A）。他在最初 24h 内出现脓毒症来自肺炎（B），并出现长时间昏睡（GCS＝8 分）。严重的血管源性弥漫性脑水肿和脑移位（C）。第 18 天，血管源性弥漫性脑水肿进一步发展到脑疝（D）。这些变化表明，急性脓毒症相关脑衰竭引起血管源性弥漫性水肿和脑疝

2. 脓毒症相关脑功能障碍的 MRI 检查

MRI 检查尽管不如 CT 方便必须根据患者情况制订，在谨慎修改技术后，麻醉和镇静也可安全地选择执行 MRI 检查。但 MRI 弥散加权成像（DWI）显示发生在皮质内、白质和皮质下结构的病变优于 CT。特别是 SWI 序列，可显示微出血病灶（图 2–16）。

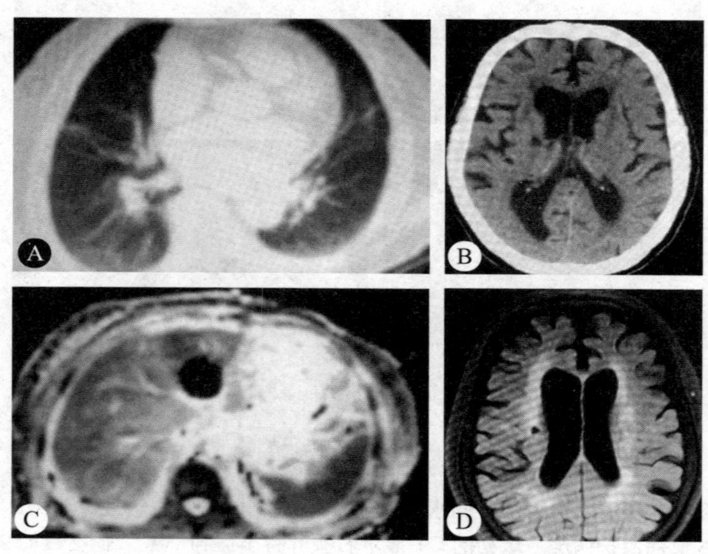

图 2–16　女，85 岁，因上腹痛 1 天入院。入院时意识清晰，肺 CT 示右下肺感染（A），颅脑 CT 示多发小梗死（B），腹部 CT 考虑胆石症伴胆总管炎（C）。次日发热，体温 39.2℃，血象及炎症指标明显增高。入院第 3 天意识模糊，呼吸急促，总胆红素为 117.9μmol/L。入院第 14 天血培养出肺炎克雷伯菌。经手术及抗感染治疗，住院 28 天意识转清，SWI 示多发微出血（D）。33 天痊愈出院。患者开始有胸腹腔感染和血培养阳性，病程中出现多器官衰竭（脑、肺、肝），影像证实了脓毒症相关脑损害，符合脓毒症相关脑功能障碍的诊断

脓毒症相关急性脑功能障碍的 MRI 影像学主要是脑水肿和白质改变，但老年人可能有脑血管疾病，特别是脑萎缩可能掩盖脑水肿。脓毒症相关脑功能障碍的 MRI（使用 FLAIR 和 DWI 获得）表现为白质改变及相容的受限扩散模式，有分水岭灌注缺损或栓塞事件（图 2–17）。

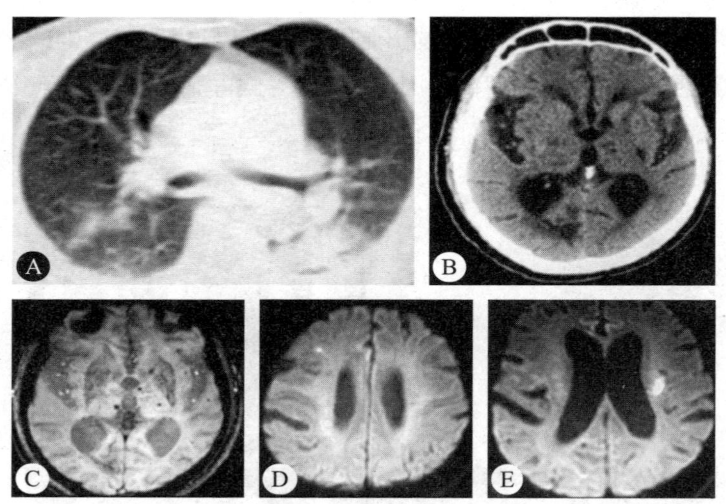

图 2–17　男，70 岁，有高血压和糖尿病史。因谵妄伴咳嗽 2 天入院，入院时肺 CT 示右肺炎（A），头部 CT 示双侧基底节腔隙性脑梗死和左半球的脑裂变浅不排除脑水肿（B）。入院第 3 天，头颅 MRI 示右额、颞叶及左侧皮质下急性腔隙性脑梗死（C 至 E）。使用抗生素控制肺部炎症，住院 6 天，症状消失出院

（三）连续性影像监测

在病理学方面缺乏区别脓毒症相关脑功能障碍的原因，可能是当前的最大问题。CT 和 MRI 的技术应用于临床，需要连续性跟踪观察，才能更好地确定脓毒症的诊断和预后价值。如果缺乏与病前影像学对比的图像，充其量仅是一种挑战。使用连续性影像学方法勾画这些患者的预后，谁独特？什么直接驱动了脓毒症的病理生理过程？可使我们能够了解脓毒症的影像诊断依据并可能预测预后。

1. 院内脓毒症相关脑功能障碍的影像改变

研究表明，初始血肿量和早期血肿扩大是脑出血预后不良的影响因素。而且，影像学证实，早期血肿扩大多发生在起病的1～6h。我们对院内昏迷的脑出血研究发现，脑出血超过 24h 昏迷的患者，其昏迷最常见的原因是感染诱导脓毒症相关脑功能障碍 / 脑水肿，且预后较差（图 2–18）。

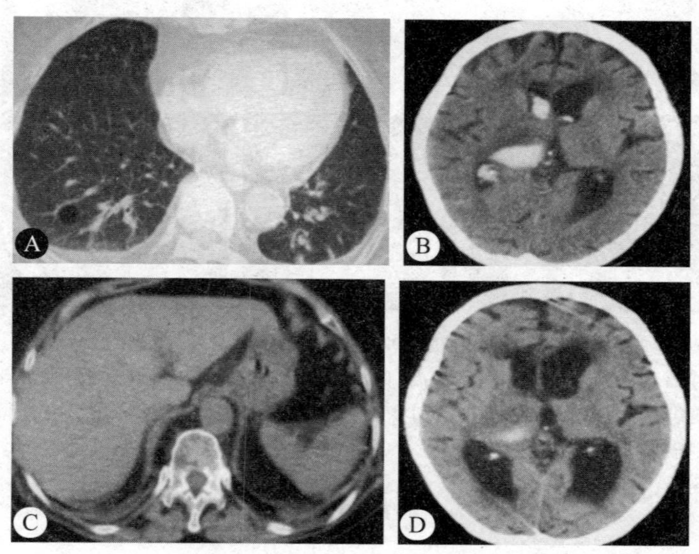

图 2–18　女，86 岁，因左侧肢体无力 6h 入院。入院时意识清醒。最初的胸 CT 示两下肺感染（A），颅脑 CT 显示右丘脑出血并破入脑室（B），腹 CT 未见异常（C）。第 5 天，因脓毒症（肺炎＋SOFA 评分＝5 分）出现长时间昏睡 / 昏迷。第 12 天，重复 CT 显示血肿吸收缩小，但侧裂和脑沟明显缩小（D）。这些变化表明，脓毒症相关脑衰竭引起弥漫性水肿伴脑积水

2. 持续性不觉醒常有潜在脓毒症相关脑衰竭

我们曾首次报道幕上脑出血患者昏迷持续不转醒有潜在脓毒症相关脑衰竭的高风险。尤其是那些持续 30 天不觉醒的昏迷患者，更可能有潜在脓毒症相关脑衰竭 / 脑水肿，且预后较差（图 2–19）。

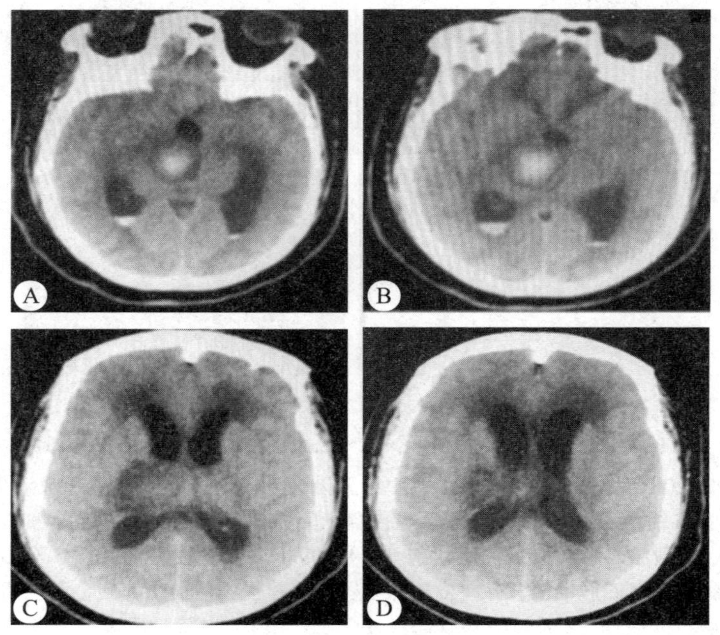

图 2–19　女，52 岁，有高血压病史。因突发头痛伴昏迷 16 天，外院 CT 诊断丘脑出血破入脑室转来我院。入院前 9 天因肺部感染伴呼吸衰竭已行气管切开。入院时深昏迷（GCS＝5 分）。仍持续发热，体温 39℃，胸部 X 线片示肺部感染加重，需要静脉注射多巴胺维持血压，伴 SOFA ＝10 分（脑、循环、肝肾功能损害）。尤其是 CT 示血肿基本吸收，但弥漫性脑水肿有增无减，提示这种影像改变是诊断脓毒症相关脑衰竭的一个关键性证据。患者一直昏迷 38 天，自动出院

这种持续性不觉醒或持续性昏迷的脓毒症相关脑功能障碍 / 脑水肿也可见于其他原因（图 2–20）。

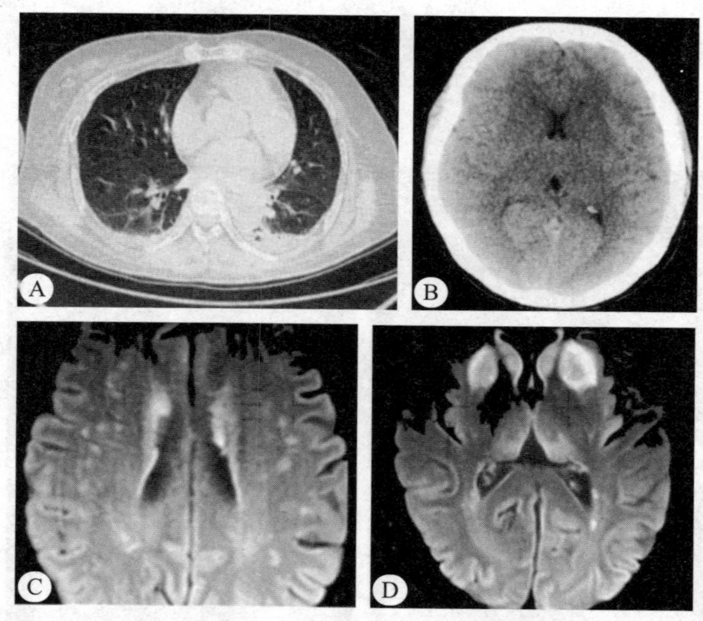

图 2–20　女，48 岁，因杀虫双中毒入院，入院时昏迷，自主呼吸消失。呼吸机辅助呼吸 4 天后自主呼吸恢复。入院第 2 天，胸 CT 示肺部感染（A），颅脑 CT 示弥漫性脑水肿（B），DWI 示多发性缺血灶（C 至 D）。病程中反复四肢抽搐，并有发热和多器官功能受损，血培养出金黄色葡萄球菌。入院第 12 天转植物状态。住院 28 天自动出院。患者符合杀虫双中毒后脓毒症相关脑功能障碍的诊断

3. 脓毒症混合性脑衰竭的影像改变

因为细菌或病毒可经多个途径进入到大脑，可能导致一个脓毒症转移性脑膜脑炎。同时，感染诱导的严重 SIRS 通常会引起一种脓毒症相关脑衰竭 / 脑水肿。此外，还可能存在原发性脑损伤的影响。因此，在临床上脓毒症相关混合性脑衰竭 / 脑水肿并非少见（图 2–21 和图 2–22）。

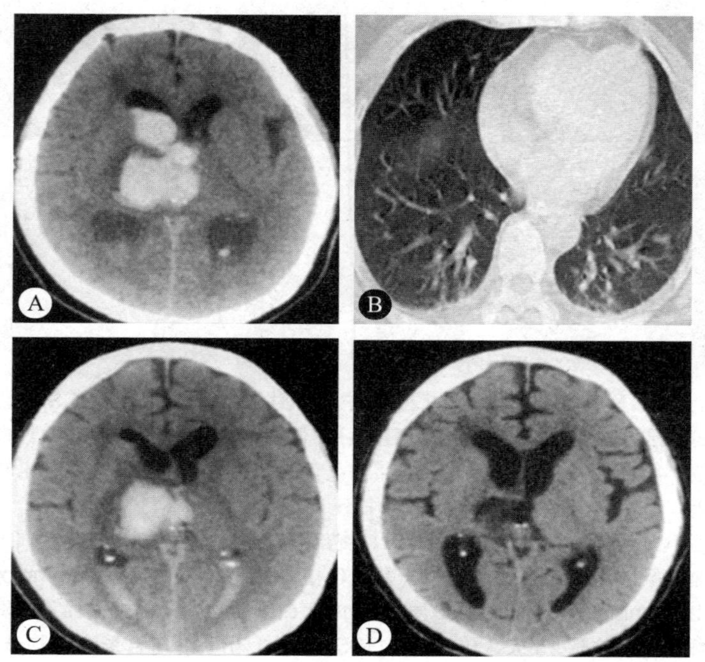

图 2–21　女，40 岁，因突发意识不清半小时急诊入院。头颅 CT 示右侧丘脑出血破入脑室（A）。入院时昏迷（GCS＝5 分），即日发热，炎症指标高，经皮动脉血氧饱和度低，予气管插管呼吸。入院第 3 天行双侧侧脑室穿刺外引流术。入院第 4 天仍昏迷，肺 CT 示肺部感染（B），颅脑 CT 示血肿缩小，但水肿加重（C）。入院第 7 天脑脊液检查示葡萄糖 1.84mmol/L，蛋白质 3.80g/L，白细胞 3760×10^6/L。入院第 34 天仍昏迷不醒（GCS＝6 分），颅脑 CT 示血肿吸收，右侧脑水肿仍明显（D）。本例有肺部感染及其相关器官功能障碍（低氧性呼吸衰竭、脑水肿），故符合脓毒症的诊断。关键是 CT 连续监测发现血肿吸收，但脑水肿依然存在，而且仍昏迷不醒（GCS＝6 分）。后来的表现不能被最初的丘脑出血解释，存在脓毒症相关脑功能障碍和脓毒症转移性脑炎。因此，脓毒症混合性脑功能障碍的诊断必须考虑

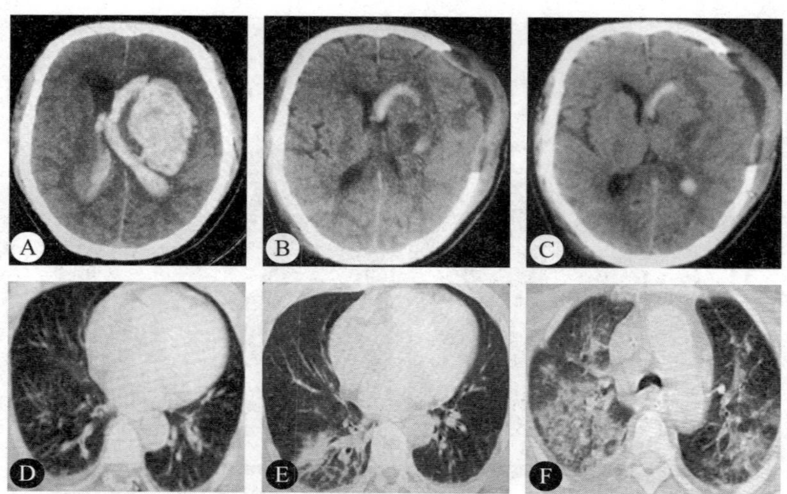

图 2–22　男，48 岁，因突发右侧肢体无力 1h 入院。入院 GCS＝9 分，即日进展昏迷（GCS＝6 分），复查头胸部 CT 示血肿明显扩大，中线向右移位，脑疝形成（A），肺部感染（D）。即日开颅清除血肿，呼吸机辅助呼吸。术后 3 天有发热，胸部 CT 提示肺部感染加重（E），颅脑 CT 示血肿缩小，水肿加重（B）。术后 8 天，胸部 CT 示肺部感染进一步加重（F），脑血肿吸收，左半球水肿依然严重（C），脑脊液检查葡萄糖 2.95mmol/L，氯 119.5mmol/L，脑脊液蛋白质 2.38g/L，白细胞 475×10^6/L，而且伴肝转氨酶增高。住院 15 天，仍昏迷（GCS＝7 分）出院。符合混合性脑衰竭：脑出血、脓毒症转移性脑炎 / 脑膜炎、多器官功能障碍（脑，肺，肝）

三、快速脑电图监测

脑电图（electroencephalograhpy，EEG）是一种唯一能把意识状态转化为神经电生理变化的精确图像。尽管 EEG 对病因诊断的特异性很低，但它确实有利于脑功能状态的诊断。尤其对识别轻微精神状态改变（例如，大体上意识清醒，但不排除淡漠和懒言少语的存在）患者的脑功能状态是否正常 / 异常，具有高度的灵敏性。

而且，EEG 在区分器质性和精神性疾病和排除非惊厥性癫痫持续状态（NCSE）最为有用。更重要的是，EEG 的监测对判断昏迷患者的预后转归，以及抗癫痫药物治疗的疗效具有重要意义。

当前，新开发的快速 EEG（rapid EEG）监测能提供脓毒症相关急性脑功能障碍的即时准确评估，并能改变医生忽视病情的严重性和改善治疗的决定，与单纯的临床想象相比，能增加他们在诊断和治疗决策方面的信心。我们预计，在 ICU 床边医生可以很容易地建立快速 EEG 监测。快速 EEG 能使 EEG 采集无须经过培训的 EEG 技术人员，并通过三种方式实时提供 EEG 诊断信息：①设备屏幕上的视觉显示；②“大脑听诊器”功能由按下设备上的按钮激活，用户可以“聆听”大脑的声音；③将 EEG 数据实时无线传输到云服务器，供神经科医生使用网络进行远程评估（实时或回顾性）。配置在每个半球上有 5 个电极，以 250Hz 的频率采集数据，频率响应为 0.5～100Hz。然而在 ICU，有关脓毒症和感染性休克的 EEG 改变很少被报道。在这一章，作者将一些脓毒症相关急性脑功能障碍的常见 EEG 类型，特别是脓毒症相关昏迷的 EEG 介绍如下。

EEG 是一个可靠的预测结果。EEG 对脓毒症病因的特异性很低，但某些模式确实有利于病情的诊断与评估。病例 1（图 2–23）为感染性休克伴意识清醒，但有异常的 EEG 表现（θ 波活动）。病例 2（图 2–24）为脓毒症伴有谵妄，EEG 也表现有异常的 θ 波活动。病例 3（图 2–25）是脓毒症进展到昏迷伴有严重 EEG 异常，表现为 θ 波发展到 Δ 大慢波（4～6Hz）。这几个病例描述了大脑所表现的 θ 波活动的各种 EEG 模式，并似乎代表了 θ 波病理生理的演变过程。由于这是一个回顾性系列，临床医师对貌似意识清醒的感染性休克没有进行深入的精神状态检查，使得潜在的轻微脑功能障碍被漏诊。值得注意的是，这种θ波 EEG 并非脓毒症和感染性休克所特有，它也可见于其他脑功能障碍，包括抑郁症和老年性痴呆，尤其是θ/Δ 波昏迷，也可见于其他休克、心脏停搏和各种原因引起的脑病。

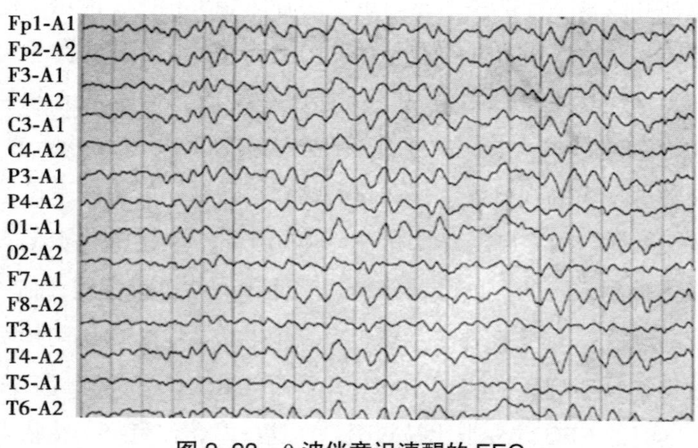

图 2-23　θ 波伴意识清醒的 EEG

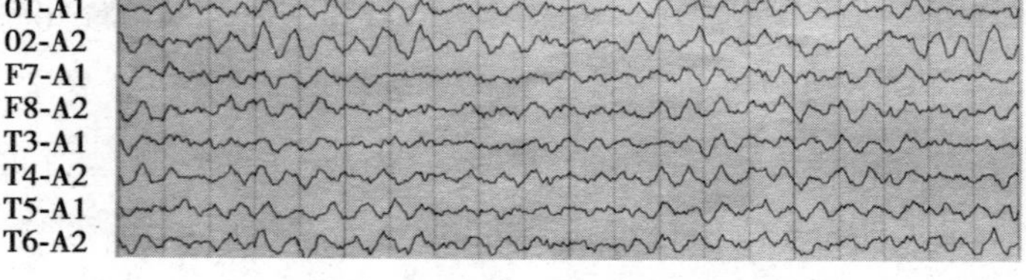

图 2-24　θ 波伴谵妄的 EEG

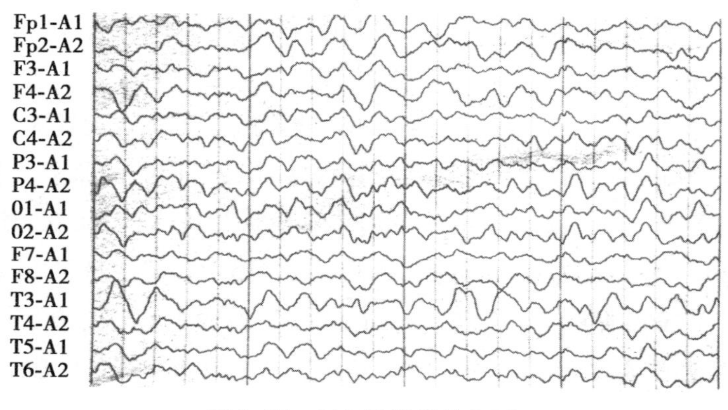

图 2–25　θ/Δ 波昏迷的 EEG

病例 4（β 波昏迷，图 2–26）诊断为脓毒症伴持续性植物状态（β 波昏迷)。临床上这种昏迷并不罕见，常见的原因是脑干损伤，如椎 – 基底动脉闭塞、脑干出血、药物中毒等。以往认为其机制可能与脑干网状结构受损，而皮质 – 丘脑 – 中脑环路尚保留有关。这个病例为植物状态导致 β 波昏迷，表明双侧大脑半球弥漫性损害也是一种机制。

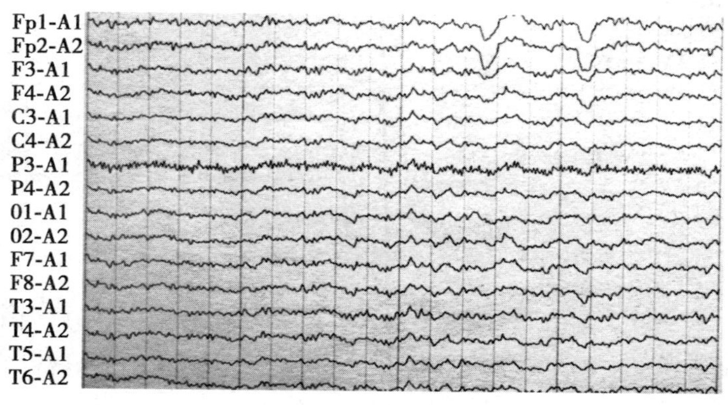

图 2–26　β 波昏迷的 EEG

病例 5（α 波昏迷，图 2–27）诊断为脓毒症脑病伴有 α 波昏迷的 EEG 改变。α 波昏迷多见于脑干出血、脑干梗死、心搏呼吸停止的低氧性脑病、外伤性脑损伤、药物中毒等疾病。其发生原理不明确，可能与脑干网状结构损伤，但皮层回路的保留有关。本例入院第 7 天昏迷加深，不排除全脑弥漫性水肿，EEG 显示全脑广泛性 α 波活动。住院 22 天死亡，提示 α 波昏迷的预后不良。因此，在确定昏迷患者的预后时，α 波昏迷不应被视为一个酷似正常的实体，因为从 EEG 记录来看，的确与其他昏迷患者有不同。

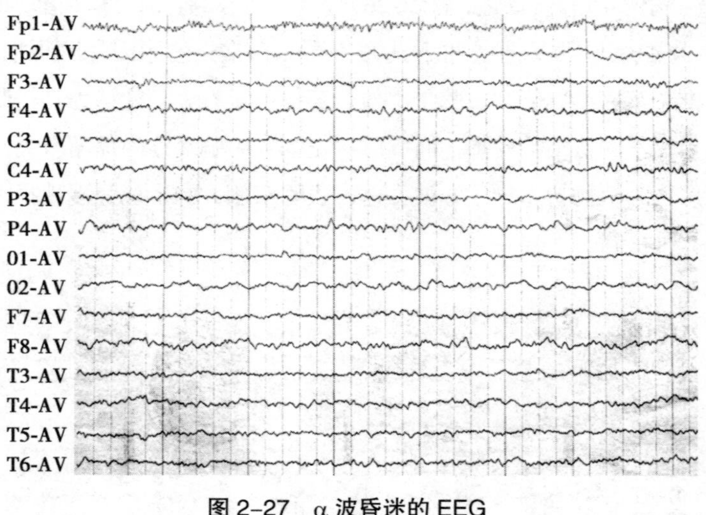

图 2–27　α 波昏迷的 EEG

病例 6（三相波昏迷，图 2–28）诊断为脓毒症相关脑衰竭伴三相波昏迷。三相波昏迷几乎总是代表一种严重威胁生命的器官功能障碍。包括急 – 慢性肝昏迷、急 – 慢性肾衰竭、脑炎、甲状腺昏迷及药物中毒等，而且预后不良。这个患者为脓毒症相关脑衰竭，昏迷不醒 34 天的 EEG 以三相波为背景，左前头部可见三相波发放。总住院 80 天，最终结局为持续性植物状态。提示严重预后不良。

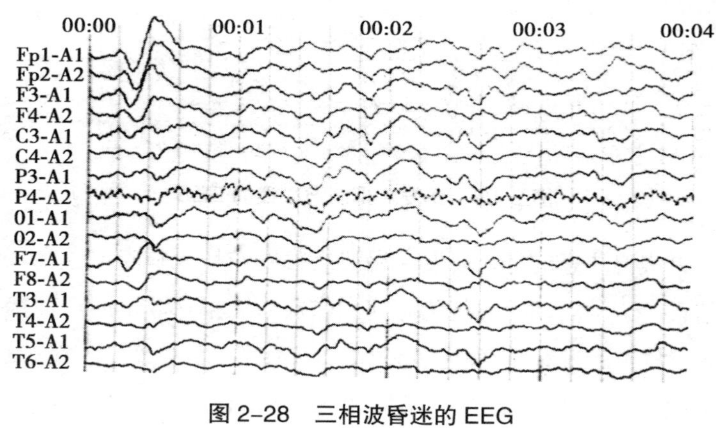

图 2–28　三相波昏迷的 EEG

值得注意的是，深度昏迷通常表现为暴发 – 抑制（burst-suppression）模式，抑制波的特征是一种低平的脑波，并可能向平坦波发展，因此常提示预后不良。本系列暴发 – 抑制波昏迷（图 2–29），病例 7 诊断为杀虫脒中毒后脓毒症相关脑衰竭伴暴发 – 抑制波昏迷的 EEG。这是第一次报道脓毒症相关植物状态第 22 天的 EEG 显示暴发 – 抑制波，提示 SIRS 可能触发癫痫发作的电路。暴发 – 抑制波多见于心脏停搏后低氧性脑病、药物中毒、全身麻醉、低温、脓毒症相关急性脑病，以及新型冠状病毒感染伴脑损害。除因深度麻醉诱导或药物过量外，其他多预后不良。

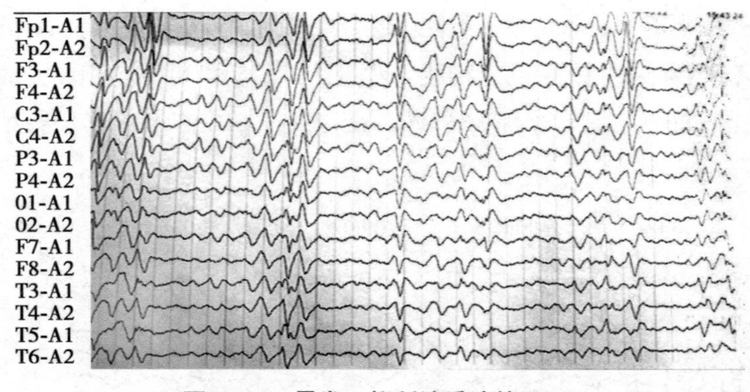

图 2–29　暴发 – 抑制波昏迷的 EEG

更值得注意的是，暴发 – 慢波交替发作是大脑皮层过度兴奋的结果。这种活动应被视为癫痫发作疾病。相当数量的精神状态改变的危重患者有非痉挛性癫痫发作。特别是非痉挛性昏迷患者，快速 EEG 是诊断非惊厥性癫痫的标准方法。

现有指南建议，EEG 监测应在怀疑非惊厥性癫痫发作后 1h 内开始。然而，许多医院没有提供 EEG 的能力，常规 EEG 的延迟时间远远超过了现行指南建议的时间窗。我们这里首次报道了一例以短周期暴发 – 抑制波昏迷为表现的非惊厥性癫痫发作（NCSE）的 EEG（图 2–30），其易被临床忽视的非惊厥性癫痫发作 EEG，由于没有使用抗癫痫治疗，最后死亡出院。

【病例 1】

男，81 岁，上腹痛，尿黄 1 天入院。入院意识清醒，颅脑 CT 示陈旧性小梗死。胸腹部 CT 示肺炎、胆石症胆囊炎、腹膜炎、血象及炎症指标提示明显感染，总胆红素 36.4μmol/L。入院 7 天发热、血压 90/60mmHg，入院第 10 天血培养出催产克雷伯菌，第 16 天 EEG 显示中度异常（全程增多的 θ 波活动）。患者有明显胸

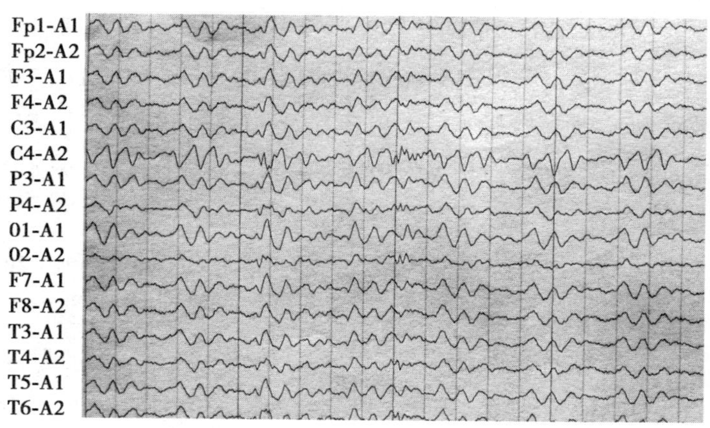

图 2–30　短周期性暴发 – 抑制波昏迷的 EEG

腹部和血流感染。诊断脓毒性休克，虽然意识似清晰，但 EEG 明显异常，提示潜在脑功能障碍，符合脓毒性休克相关脑功能障碍的诊断。

【病例 2】

女，67 岁，发热、咳嗽 1 天，谵妄 1 周入院。入院 GCS＝13 分，肺 CT 示右下肺炎，颅脑 CT 未见明显异常。入院第 3 天脑脊液检查无明显异常（蛋白质 0.46g/L，白细胞 6×10^6/L）。但入院第 5 天，EEG 示中度异常（明显的 θ 波活动）。患者有感染和脑功能障碍（EEG 中度异常），预后良好，符合脓毒症相关性脑病的诊断。

【病例 3】

女，83 岁，因精神异常 1 周，发热 4 天入院。入院嗜睡，GCS＝13 分，头颅 CT 示：脑内多发腔隙性脑梗死。入院第 8 天尿培养出大肠埃希菌。第 15 天昏迷（GCS＝8 分）。1 个月后出现 ARDS，CT 示两肺感染，痰培养肺炎克雷伯菌。入院第 38 天昏迷加深（GCS＝6 分），EEG 重度异常（广泛性 θ-Δ 慢波活动），提示预后不良。患者有感染和脑功能衰竭（EEG 重度异常），符合脓毒症相关脑功能衰竭的诊断。住院 42 天死亡。

【病例 4】

男，29 岁。发热伴抽搐半天，心搏、呼吸停止伴昏迷 2h 入院。立即行心肺复苏术持续约 80min 后心搏、呼吸恢复。入院当天胸部 X 线片示两肺感染，实验室检查示急性低氧性呼吸衰竭和肝肾功能损害。入院第 5 天脑脊液检查示白细胞轻度增高，10×10^6/L，蛋白质 0.62g/L，葡萄糖 3.51mmol/L。患者 1 个月后一直表现为植物状态。持续 3 个月后，EEG 显示全脑广泛性低波幅的 β 波活动伴纺锤波（spindlecoma），提示预后不良。患者有感染（肺－脑）和多器官功能障碍，符合脓毒症相关脑功能障碍的诊断。

【病例 5】

男，80 岁，有糖尿病史。因言语错乱 1 天入院。入院当天有发热，胸部 X 线片示两肺感染，实验室检查示急性低氧性呼吸衰竭。第 3 天昏迷（GCS＝8 分），并伴急性肾衰竭。第 5 天头－胸 CT 示脑内多发脑梗死。两肺感染伴 ARDS。脑脊液：白细胞 7×10^6/L，葡萄糖 5.8mmol/L，氯化物 118.0mmol/L，蛋白质 0.5g/L。入院第 7 天昏迷加深（GCS＝7 分），EEG 显示全脑广泛性 α 波活动。患者有感染和多器官功能衰竭，符合脓毒症相关性脑病和 MODS 的诊断，住院 22 天死亡，提示 α 波昏迷的预后不良。

【病例 6】

女，60 岁。发热、咳痰 26 天入院。7 天前有颅内动脉瘤支架辅助介入栓塞术史，曾并发肺部感染，颅内感染、并行腰大池引流，给予气管切开术。入院时昏迷（GCS＝6 分），住院第 4 天痰培养出鲍曼不动杆菌，第 14 天脑脊液常规、生化、细胞学正常，肝肾功能正常。住院第 34 天仍昏迷不醒，EEG 以 θ-Δ 波为背景，左前头部可见三相波发放。患者有明显肺部感染诱导的脑功能衰竭，符合脓毒症相关脑功能衰竭的诊断。总住院 80 天，最终结局为植物状态，提示预后不良。

【病例 7】

女，48 岁，因“自服杀虫双 1h 余”入院。入院时昏迷，自主呼吸消失。当天胸部 X 线片示两肺感染，气管插管，呼吸机辅助呼吸 4 天后自主呼吸恢复。病程中反复四肢抽搐，并有发热和多器官功能受损。入院 12 天后转植物状态，第 22 天 EEG 显示暴发 – 抑制，阵发性棘慢波矢放活动。住院 28 天出院。患者有感染和多器官功能衰竭，EEG 提示预后不良。符合杀虫双中毒后脓毒症相关性脑病伴低氧性脑病的诊断。

【病例 8】

男，53 岁，心肺复苏术后入院。入院时有低氧性呼吸衰竭，深昏迷（GCS＝5 分），予呼吸机通气，升压药维持血压。即日血象及炎症指标明显增高，伴有 MODS。入院第 10 天高热，自主呼吸消失，痰培养出鲍曼不动杆菌。患者有明显感染相关 MODS，入院第 33 天一直深昏迷（GCS＝4～5 分），没有抽搐，EEG 显示短周期性暴发 – 抑制伴少量棘波活动（非痉挛性癫痫发作），符合脓毒症相关性脑病伴低氧性脑病的诊断。住院 42 天死亡。

持续性 NCSE 和神经元损伤与不良的预后之间存在明显的联系。早期使用 EEG 可以早期发现 NCSE，从而对癫痫发作进行更有效的治疗，这反过来又可以防止神经元损伤，并对患者的发病率、死亡率和长期认知功能障碍产生潜在的有害影响。

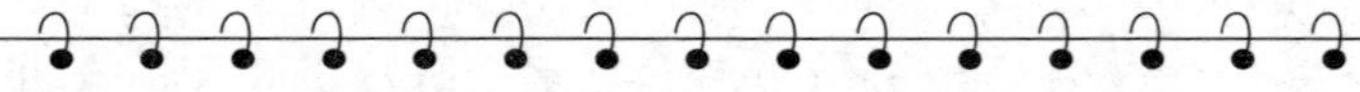

- **小结**

脓毒症相关性脑病或感染性休克都可发生 EEG 异常改变，SIRS 可能触发癫痫发作的电路。从意识清醒－谵妄－昏迷有不同 EEG 类型。θ 波 EEG 可有好的预后。Δ 波、三相波和 α 波昏迷通常预后不良。作者发现脓毒症相关植物状态 EEG 有两种模式：β 波昏迷和暴发－抑制波昏迷。在这个系列中，我们首次报道了一例以短周期暴发－抑制波昏迷为表现的非惊厥性癫痫发作（NCSE）的 EEG。然而，NCSE 在脓毒症脑病时可被漏诊，需要 EEG 检查才能明确。总之，EEG 的监测对指导治疗和评估预后都非常重要。

参考文献

[1] TONG D M, GONG YUPING. What causes irreversible prolonged coma after severe hypoglycemia？ [J]. Diabetic Medicine Journal, 2009, 26: 749–750.

[2] TONG DAO MING. Severe hypoglycemic coma event on MRI: specific brain necrosis [J]. SAJ Case Reports, 2014, 1: 1–3.

[3] CARDONA V Q, MENKITI O. Management strategies during a VA ECMO run in neonate with E. Coli septic shock masquerading as hypoxic ischemic encephalopathy [J]. J Extra Corpor Technol, 2019, 51: 88–93.

[4] DAO MING TONG, YE TING ZHOU. No awakening in supratentorial intracerebral hemorrhage is potentially caused by sepsis–associated encephalopathy [J]. Med Sic

Mo, 2017, 23: 4408–4414.

[5] STUBBS D J, YAMAMOTO A K, MENON D K. Imaging in sepsis–associated encephalopathy—insights and opportunities [J]. Nat. Rev. Neurol, 2013. doi: 10. 1038/nrneurol. 2013. 177.

[6] G BRYAN YOUNG. Impaired Consciousness and Herniation Syndromes [J]. Neurol Clin, 2011, 29: 765–777.

[7] PAUL M VESPA, DAIWAI M OLSON, SAYONA JOHN, et al. Evaluating the Clinical Impact of Rapid Response Electroencephalography: The DECIDE Multicenter Prospective Observational Clinical Study [J]. CCM, 2020, 29.

[8] RIKKE M NIELSEN, OLALLA URDANIBIA–CENTELLES, ESBEN VEDEL-LARSEN, et al. Continuous EEG Monitoring in a Consecutive Patient Cohort with Sepsis and Delirium [J]. Neurocrit Care, 2020, 32: 121–130.

[9] BERISAVAC I I, PADJEN V V, ERCEGOVAC M D, et al. Focal epileptic seizures, electroencephalography and outcome of sepsis–associated encephalopathy—A pilot study [J]. Clin Neurol Neurosurg, 2016, 148: 60–66.

诊断脓毒症

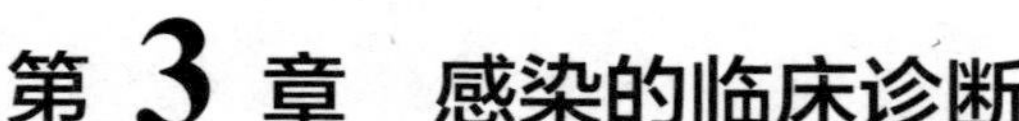

第 3 章　感染的临床诊断

按照脓毒症 3.0 的标准，脓毒症的诊断必须先有感染，然后才有一个和多个急性器官功能障碍的临床表现。

先有感染（几分钟到几十分钟或更久），指先有发热和脉搏 / 呼吸加快等炎症风暴（SIRS）的临床表现，社区获得性肺炎或肺部炎症（如支气管炎）是最常见的，可经紧急肺 CT 筛查证实，可见肺段或肺叶（尤其是肺下叶）的气隙混浊影。严重的肺炎可快速进展为急性呼吸衰竭或 ARDS，后者影像表现为单侧或双肺有大面积磨玻璃影。

感染继续发展后，最常见的急性器官功能障碍是急性脑衰竭，临床表现为急性谵妄或昏迷，快速的颅脑 CT 筛查多数可见一种弥漫性脑水肿或血管源性脑水肿。脓毒性休克是脓毒症的一种特殊类型，其诊断可根据低血压患者需要血管升压素维持平均动脉压在 65mmHg 水平，并伴有感染的来源。脓毒症的临床诊断也需要阳性微生物培养（包括血液、痰液、尿液、腹腔液、脑脊液等）证实。

以下新指南推荐必须落实。

- 建议采用 SIRS 标准筛查感染和炎症风暴。
- 最佳实践证明，在 120 急诊和 ICU 前进行一次紧急脑+

胸＋腹部 CT 筛查有利于快速诊断感染的部位和急性器官衰竭的原因。

● 使用后续脓毒症相关 SOFA 评分仍是诊断脓毒症相关急性器官衰竭严重程度的标准（表 3–1）。

表 3–1　SOFA 评分

器官	SOFA 评分 0	SOFA 评分 1	SOFA 评分 2	SOFA 评分 3	SOFA 评分 4
脑：GCS 评分	15	13～14	10～12	6～9	＜6
呼吸：PaO_2/FiO_2（mmHg）	＞400	＜400	＜300	＜200	＜100
心血管：平均动脉压（mmHg）	平均动脉压＞70	平均动脉压＜70	多巴胺每分钟＜5μg/kg，或给予多巴酚丁胺(任何计量)	多巴胺每分钟 5.1～15μg/kg，或肾上腺素每分钟≤0.1μg/kg，或去甲肾上腺素每分钟≤0.1μg/kg	多巴胺每分钟＞15μg/kg，或肾上腺素每分钟＞0.1μg/kg，或去甲肾上腺每分钟＞0.1μg/kg
肝：总胆红素（μmol/L）	＜20	20～32	33～101	102～204	＞204
肾　肌酐（μmol/L）	＜110	111～170	171～299	300～440	＞440
肾　尿量（ml/d）				＜500	＜50
血液：血小板（$\times 10^9$/L）	≥150	＜150	＜100	＜50	＜20

SOFA. 序贯器官衰竭评估

对怀疑脓毒症患者在进入 ICU 第 1 小时的第一瓶液体中要加入广谱抗生素治疗，随后的血培养必须执行。即使第一次血培养阴性，严重的全身炎症仍得不到控制，还要进行第二次甚至更多次的血培养检查。获得阳性血培养是指导成功的关键。

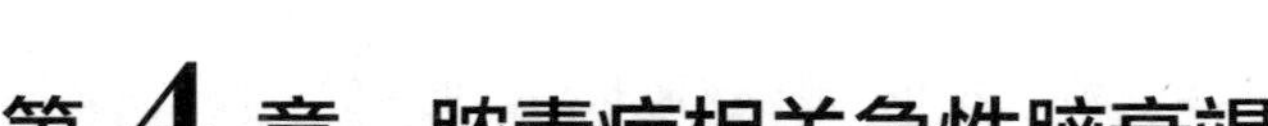

第 4 章　脓毒症相关急性脑衰竭

肺是直接与外部环境接触的器官，许多空气传播的病原体、毒物和过敏原都可导致肺炎 / 肺部感染。肺炎是呼吸道最常见的炎症性疾病。肺也是一个重要的免疫器官，肺炎 / 肺部感染诱导的炎症反应可损伤肺本身。如果炎症蔓延全身，就可引起脓毒症 / 脓毒性休克。而且，肺炎诱导的 SIRS 是威胁生命的器官衰竭，例如，急性呼吸窘迫综合征（ARDS）和急性脑衰竭等。通常 80% 以上的肺炎是由社区获得性肺炎，医院获得性肺炎低于 20%。

众所周知，2019 年底，COVID–19 暴发，并以惊人的速度在全世界蔓延，成为一场不断演变的全球健康危机。一些风险因素，如老年、免疫功能低下、先前存在的合并症等已被确定与增加成人新型冠状病毒感染相关 ARDS 发病率和死亡率相关。肺炎可分为轻度、中度或重度肺炎。中度或重度肺炎多快速发展为 ARDS 并继发细菌感染，但也是脓毒症 / 脓毒性休克及急性脑衰竭的“导火线”，需要在 ICU 强化治疗，如无创通气和气管插管辅助呼吸，强力抗炎（类固醇治疗），复杂的病例可能需要白蛋白透析或血浆置换。肺炎致死率在 5—9 岁儿童中最低，30 岁以上肺炎致死率随年龄呈对数线性增长。尽管有来自 ICU 的报道表明，ARDS 死亡率高达 73%～79.5%，但由于许多患者死于 ICU 前，也有不少患者死于养老院，使得严重肺炎的高死亡率难以精确估计。

由于疫苗的普遍接种和病毒的变异，到 2022 年底 COVID-19 大流行已基本被控制。然而，根据文献报道，细菌性脓毒症 / 脓毒性休克仍是全球高发病率和高死亡率的危重症，而且 80% 以上脓毒症是由社区获得性肺炎 / 肺部感染引起的，细菌性肺炎引起的脓毒症相关 ARDS 死亡率高达 81.7%。严重肺炎 /ARDS 可引发的威胁生命的急性脑衰竭更可能有不可小觑的高死亡风险。因此，文献已把肺炎 /ARDS 视为人类在全球的主要死亡病因。然而，不少临床医师对肺炎 /ARDE 后潜在的脓毒症相关威胁生命的急性脑衰竭仍认识不足，甚至漏诊。

下面介绍一下 2016 年至 2018 年 ICU 中的 3 个肺炎病例伴有 ARDS 和昏迷，但没有做出脓毒症相关器官功能障碍的诊断，以供大家讨论。

一、病例分享

【病例 1】

女，60 岁，因发热 1 天伴少语 3h 入院。既往有高血压病史，发病时间为 2019 年前。患者入院前 1 天上午发热，体温 38.7℃，全身痛伴头晕。入院当天上午表现问话少答，伴咳嗽、气急。体检：体温 39.0℃，脉搏 116/min，呼吸 30/min，血压 168/95mmHg。意识模糊，呼吸急促。颈无抵抗。心律齐，双肺可闻及湿啰音，肝脾肋下未扪及。四肢肌张力正常，双侧病理反射未引出，脑膜刺激征（－）。当日头部 CT 检查未见异常。心电图示窦性心动过速，T 波改变。实验室检查：白细胞 16.1×10^9/L，中性粒细胞比率 84.0%，

红细胞 3.8×10^{12}/L，血小板 226×10^{9}/L，C 反应蛋白 63.7mg/L。电解质：血清钠 119.3mmol/L，钾 3.13mmol/L，氯 120.8mmol/L，钙 2.58mmol/L。血糖 10.3mmol/L，尿素氮 3.07mmol/L，肌酐 53.1μmol/L，血乳酸 2.17mmol/L。血气分析：pH 7.376，二氧化碳分压 21.9mmHg，氧分压 72.9mmHg。心肌酶谱及凝血常规七项未见异常。初步诊断：发热原因不明？

入院后给予经验性抗生素治疗，病情仍加重，出现呼吸困难，后给予面罩接保护性通气治疗。入院第 2 天突发昏迷（GCS＝7 分），瞳孔等大等圆（3.0mm），对光反射存在。头颅 MRI 未显示异常病灶。胸部 X 线片示左下肺感染。脑脊液无色清亮，压力正常，白细胞 4×10^{6}/L，葡萄糖 4.8mmol/L，氯化物 115mmol/L，蛋白质（－）。肝肾功能无异常。入院第 3 天经会诊，考虑肺炎、中毒性脑病。改用静脉注射亚胺培南 1.0g，1 天 2 次，同时抗脑水肿治疗。治疗 3 天后病情开始好转，表现昏睡，体温 38.0℃，仍有咳嗽，两肺可闻及湿啰音。5 天血培养未见细菌生长。复查胸部 X 线片示左下肺炎。住院 16 天，因仍有嗜睡、低热和咳嗽，家属要求转上级医院进一步治疗。出院诊断：肺炎、中毒性脑病、电解质紊乱。1 个月后随访，患者已出院在家，意识清醒，能独立行走，但仍有认识障碍。

【病例 2】

男，49 岁，因头痛 2 天，昏迷 5h 入院。患者 2 天前出现头痛，伴有低热。约 5h 前患者突发抽搐，昏迷，急呼 120 来我院治疗。既往有高血压病史 1 年余，否认糖尿病、心脏病及癫痫病史。查体：体温 37.8℃，脉搏 119/min，呼吸 30/min，血压 147/90mmHg。中度昏迷，双侧瞳孔不等大（右 5.0mm，左

4.5mm），对光反射消失。颈有抵抗，双肺未闻及干湿啰音，心律齐，未闻及病理性杂音。肝脾肋下未扪及。四肢肌张力增高，疼痛刺激四肢呈强直状态，生理反射减弱，双侧巴宾斯基征阳性。入院头颅CT未见出血病灶，胸部X线片考虑肺炎。心电图：窦性心动过速。入院诊断：昏迷待查，中枢神经系统感染？脑梗死？肺炎。入院后体温达39.2℃，反复抽搐，呼吸急促，已气管插管接呼吸机辅助呼吸。次日未见肢体抽搐。实验室检查：白细胞13.22×10^9/L，中性粒细胞81.3%，红细胞5.54×10^{12}/L，血小板291×10^9/L，总胆红素11.1μmol/L，白蛋白45.0g/L，丙氨酸转氨酶101.3U/L，天冬氨酸转氨酶57.5U/L，γ-谷氨酰转移酶110.4U/L，尿素6.2mmol/L，肌酐74.2μmol/L，葡萄糖5.64mmol/L，总胆固醇6.72mmol/L，甘油三酯1.76mmol/L，高密度脂蛋白胆固醇1.24mmol/L，低密度脂蛋白胆固醇4.79mmol/L。肌酸激酶176U/L，肌酸激酶同工酶9U/L，α-羟丁酸脱氢酶114U/L，乳酸脱氢酶195U/L，乳酸脱氢酶/羟丁酸1.71，碱性磷酸酶101.5U/L，二氧化碳24.0mmol/L。电解质：钾4.08mmol/L，钠143.1mmol/L，氯97.7mmol/L，钙2.45mmol/L。凝血常规：凝血酶原时间10.8s，国际标准化比值1.00，活化部分凝血活酶时间26.9s，凝血酶时间13.9s，纤维蛋白原3.12g/L，抗凝血酶120%，纤维蛋白（原）降解产物14.60mg/L；白细胞介素-6 9.47pg/ml，C反应蛋白127.6mg/L，降钙素原0.29ng/ml，乳酸2.0mmol/L。脑脊液无色透明，蛋白质0.42g/L，白细胞7×10^6/L，葡萄糖3.84mmol/L，氯化物126.5mmol/L。复查胸部CT示两侧胸腔少量积液伴两肺下叶肺炎。头颅CT示两侧丘脑及脑干梗死，基底动脉末端及左侧大脑后动脉密度增高，血管闭塞？入院诊断：脑梗死、肺部感染。

患者脑脊液结果未见异常，可排除中枢神经系统感染，停用头孢曲松及阿昔洛韦，改用哌拉西林钠他唑巴坦钠抗感染治疗。入院第 10 天，患者深昏迷，自主呼吸尚平稳，仍有高热，体温 39.2℃，无抽搐，双侧瞳孔不等大（右 5.0mm，左 4.5mm），对光反射消失。双肺可闻及少许湿啰音。双侧巴宾斯基征阳性。肝功能：白蛋白 37.2g/L，丙氨酸转氨酶 237.4U/L，天冬氨酸转氨酶 277.4U/L。住院第 15 天，患者仍深昏迷。气管插管，自主呼吸稍促，冰毯联合冬眠合剂持续降温。患者家属要求出院，签字后自动出院。1 个月后随访，患者死亡。

【病例 3】

女，58 岁，因发热、咳嗽 1 周，昏迷 8h 入院。患者 1 周前“感冒”后出现发热，体温 39.0℃，伴咳嗽，8h 前出现昏迷，家人急呼 120 送急诊，至急诊时患者气喘明显，手指血氧饱和度 82%，急诊给予呼吸机辅助呼吸后送 ICU。既往有“认知障碍”及“双目失明”病史。查体：体温 36.0℃，脉搏 105/min，呼吸 35/min，血压 114/76mmHg，$SpO_2$40%，浅昏迷，气喘状态，口唇发绀。双肺可闻及干湿啰音，心律齐，未闻及杂音，腹软，肝脾肋下未扪及。双下肢轻度凹陷性水肿。四肢肌张力正常，四肢肌力检查不合作，刺痛四肢可见肢体回缩。生理反射正常，病理反射未引出。入院胸部 CT 示右肺上叶及两肺下叶可见不规则斑片状磨玻璃影，边缘模糊，密度不均。初步诊断：肺炎、呼吸衰竭、心功能不全?

入院后立即给予气管插管、呼吸机机械通气、哌拉西林他唑巴坦钠抗感染、帕拉米韦抗病毒、平喘及对症等处理。次日仍发热，昏迷不醒。白细胞 5.69×10^9/L，中性粒细胞 88.5%，红细胞 4.22×10^{12}/L，血小板 146×10^9/L。血气分析：pH 7.30，二氧化碳分压 54.2mmHg，氧分压 45.1mmHg，乳酸 2.4mmol/L，B 型钠尿肽 413pg/ml。肝肾功能未见异常。血糖 7.5mmol/L，钾 3.36mmol/L，钠 140.5mmol/L。凝血常规七项：凝血酶原时间 11.4s，国际标准化比值 1.05，活化部分凝血活酶时间 30.5s，凝血酶时间 16.0s，纤维蛋白原 5.94g/L，纤维蛋白（原）降解产物 16.16mg/L，抗凝血酶Ⅲ 100%，D– 二聚体 2.78mg/L。肌钙蛋白 I 0.10ng/ml。床边胸部 X 线片示：双侧肺炎，两肺肺水肿？已给予抗病毒、抗生素治疗。第 3 天，甲 / 乙型流行性感冒病毒抗原检测：乙型流行性感冒病毒抗原初筛（－），甲型流行性感冒病毒初筛（－）。结核分枝杆菌 IgG 抗体（－），结核分枝杆菌 IgM 抗体（－），弓形虫抗体 IgM（－），风疹病毒抗体 IgM（－），巨细胞病毒抗体 IgM（－），单纯疱疹病毒Ⅱ型抗体 IgM（－）。床边胸部 X 线片示两肺多发斑片影，考虑炎症，符合 ARDS 表现。第 4 天仍发热，体温达 38.7℃，血压 120/80mmHg，生化全套：碱性磷酸酶 203U/L，谷氨酰转移酶 188U/L，尿素氮 6.5mmol/L，肌酐 75.0μmol/L，β_2 微球蛋白 7.18mg/L，肌酸激酶 156U/L，肌酸激酶同工酶 19U/L，羟丁酸脱氢酶 706U/L，乳酸脱氢酶 1062U/L，乳酸脱氢酶 / 羟丁酸 1.50。C 反应蛋白 183.1mg/L，降钙素原 1.74ng/ml，白细胞介素 –6 88.7pg/ml。白细胞 20.0×10^9/L，中性粒细胞 94.94%，红细胞 3.59×10^{12}/L，血小板 60×10^9/L。根据感染指标，已改用亚胺培南加强抗感染。入院第 7 天痰培养＋药敏：肺炎克雷伯菌，为多重耐药。复查床边胸部 X 线片示：右下肺炎症有所吸收，左肺炎症吸收不明显。查体：血压 105/63mmHg，呼唤可见睁眼，心率 121/min，心律齐。患者家属要求出院，同意自动出院。1 个月后随访，患者死亡。

二、病例讨论

鉴于病例 1 的诊断存在的问题，尽管最初胸部 X 线片示左下肺感染，患者后来复查证实有肺炎，但全身炎症反应（SIRS＝4）及中毒症状非常严重，有呼吸衰竭和脑功能障碍的表现，这种情况更常见于年老体弱的患者。这也是关系到细胞因子过度反应的发病机制。细菌毒素进入脑内也可导致脑功能障碍，而且感染诱导的细胞因子过度反应为脑衰竭的关键因素已达成共识。临床上“中毒性脑病”一词主要是指环境神经毒素，如某些重金属、有机工业毒素、杀虫剂、一氧化碳、酒精，以及其他药物。中枢神经系统易受毒性损害，这些环境神经毒素可引起急性中毒性脑病。药物接触史是诊断急性中毒性脑病的关键依据。本例无中毒药物接触史，MRI 检查也不支持中毒性脑病的诊断。相反，这个病例存在证实肺炎和严重炎症风暴（SIRS＝4），伴有脑和肺功能衰竭，而且脑脊液分析未见异常，经广谱抗生素治疗有效。于是，完全符合脓毒症相关性脑病的诊断。

病例 2 和病例 3 的临床特点：①两个病例为中年患者；②病例 2 有高血压病史，病例 3 有认知障碍病史；③两个病例先有发热，后有昏迷、低氧性呼吸衰竭 /ARDS 和需要补充氧气支持；④血细胞普遍增高，并伴有炎症因子升高；⑤两例都有肝酶和心肌酶增高；⑥病例 2 脑脊液细胞和生化分析未见明显异常；⑦病例 3 未执行脑脊液检查；⑧胸部影像学证实病例 2 有肺炎，病例 3 为 ARDS；⑨病例 2 脑影像发现双侧丘脑梗死，病例 3 没有执行脑影像检查。按照脓毒症 3.0 的标准，脓毒症的诊断必须有感染和威胁生命的器官功能障碍。上述③④⑧提示了感染的证据，而

③⑧⑨是脓毒症相关低氧性呼吸衰竭 /ARDS 和脑功能衰竭的关键性证据。据此，这两个肺炎病例完全符合脓毒症相关脑功能障碍的诊断。

ARDS 的特征主要是由于免疫反应失调导致肺部炎症加剧，随后发展到肺水肿和低氧性呼吸衰竭。而且，内皮损伤和 SIRS 是 ARDS 的主要病理生理机制。肺炎 / 肺部感染引起的脓毒症相关脑功能障碍的可能性解释是宿主对感染诱导的全身细胞因子过度反应，即严重炎症风暴。此外，细菌性肺炎的表达也与血管紧张素转换酶 2（ACE2）有关。内皮细胞损伤也关系到促炎细胞因子和抗炎因子的大量释放。严重的炎症风暴导致广泛的血脑屏障渗漏、脑水肿、缺血性损伤及细胞死亡。

肺炎 / 肺部感染是导致脓毒症死亡的基本原因。除了早使用强有力的抗生素治疗外，短期使用地塞米松对控制炎症风暴可能有益。研究证实，机械通气并没有降低 ARDS 的死亡率，气管插管机械通气可能使感染加重而增加死亡的风险。因此，在有条件的医院，已采用静脉体外膜氧合（extracorporeal membrane oxygenation，ECMO）治疗 ARDS，而且取得了良好效果。

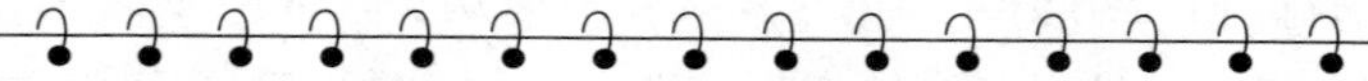

• 小结

社区获得性肺炎是引起脓毒症最常见的原因。严重肺炎 /ARDS 可导致威胁生命的急性脑衰竭，有很高的早死亡风险。因此，必须牢记在心的是，人们只有远离细菌性肺炎 /ARDS，

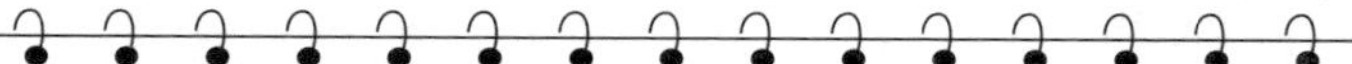

防止脓毒症相关脑衰竭，才可避免早死亡的高风险。重要的是，急诊医师在ICU前接诊危重患者时宜进行一次紧急脑+胸+腹部CT检查，以便快速诊断有无肺炎或其他器官衰竭的情况，任何延误治疗都可增加死亡风险。

参考文献

[1] TONG D M, LIAO J F. Risk factors for periodic breathing in acute stroke: tracheobronchial infection [J]. European Journal of Neurology. https://doi. org/10. 1111/j. 1468-1331. 2009. 02941. x.

[2] GRUDZINSKA Frances S, ALDRIDGE Kerrie, HUGHES Sian, et al. Early identification of severe community-acquired pneumonia: a retrospective observational study [J]. BMJ Open Respir Res, 2019, 6 (1): e0004389.

[3] JOAO F C, CRISTINA S, JORDI R. Burden of community-acquired pneumonia and unmet clinical needs [J]. Adv Ther, 2020, 37: 1302–1318.

[4] LANKS Charles W, MUSANI Ali I, HSIA David W, et al. Community-acquired pneumonia and hospital-acquired pneumonia [J]. Med Clin North AM, 2019, 103: 487–510.

[5] KUMAR V. Pulmonary Innate Immune Response Determines the Outcome of Inflammation During Pneumonia and Sepsis-Associated Acute Lung Injury [J]. Front Immunol, 2020 (4), 11: 1722.

第 5 章 脓毒症相关眩晕 / 头晕

急性眩晕综合征是一个以急性眩晕或头晕为主要表现的综合征。国际疾病分类（ICD-11）将眩晕或头晕分为两种类型：一种是急性发作的眩晕 / 头晕，伴有其他前庭功能障碍（如呕吐、视物旋转、头不能耐受运动、眼球震颤、站立不稳）持续数日乃至数周，这被定义为急性前庭综合征（acute vestibular syndrome，AVS）；另一种是急性短暂发作的眩晕 / 头晕，并伴有短暂的前庭功能障碍（如恶心、视物旋转、突然跌倒），持续数秒、数小时、偶尔几天，被称为发作性前庭综合征（episodic vestibular syndrome，EVS）。在解剖学上，从内耳到中枢前庭皮质通路的任何一点，都可能发生 AVS/EVS。因此，前庭综合征的原因分为两类：周围原因和中枢原因。人类最丰富的前庭结构已被证明是在两个半球内，包括额、颞（岛脑）、顶、枕的前庭皮质中枢——皮质下与丘脑后部之间。这些中枢前庭结构不但是维持和处理人体平衡的重要器官，而且也对来自前庭通路（包括来自小脑和脑干的通路）的病理刺激能迅速做出眩晕 / 头晕、平衡失调等反应。

急性头晕 / 眩晕事实上是一种脑功能障碍（感知功能）。由中枢前庭结构受损或中枢原因引起的 AVS/EVS 称为中枢性急性眩晕综合征。中枢性急性眩晕综合征是一个神经急症，发病率约占 ICU 中成年危重症的 1.0% 左右，而且常伴有威胁生命的潜在事件。中枢性急性眩晕综合征原因非常复杂，最常见的原因是急性脑卒中（包括缺血性脑卒中、短暂性脑缺血发作和自发性脑出血），其次是外伤性前庭病、偏头痛性眩晕、多发性硬化和心脏病。然而，很少有感染诱导，最初以急性眩晕综合征为表现并快速导致脓毒症的报道。

下面介绍 2014 年至 2018 年遇到的 11 例感染诱导的以 AVS 为首发症状并快速导致脓毒症 / 脓毒性休克的临床资料，有利于大家提高临床工作者早期诊断脓毒症相关急性眩晕综合征的能力。

一、病例分享

11 例中枢性急性眩晕综合征的临床特点见表 5–1。男 7 例，女 4 例，中位年龄 60 岁（23—80 岁）。所有患者都有突发性眩晕或头晕作为首发症状。其中 6 例（54.5%）有短暂或反复发作急性眩晕综合征，5 例（45.5%）是持续性急性眩晕综合征。最常见的相关症状是恶心和呕吐，但少有眼球震颤。从急性眩晕综合征发病至入院的最短时间间隔为 10min，最长为 10 天，均值 ± 标准差为（52.7 ± 72.9）h。

在这个以急性眩晕综合征为最初表现的脓毒症系列中，9 例（81.8%）在 ICU 的 24h 内进展到急性呼吸衰竭 /ARDS 需要气管插管呼吸机机械通气，9 例（81.8%）进展到感染性休克，10 例（90.9%）进展为昏迷 / 深昏迷。所有患者伴有急性眩晕综合征且有炎症风暴（SIRS≥2）。胸部影像检查发现，最常见感染是社区获得性肺炎 / 肺部感染（81.8%，9/11）。9 例有早期脑的影像检查，证实 8 例有脑前庭通路的卒中病因（7 例为缺血性，1 例为出血性）。在 11 例以急性眩晕综合征为最初表现的脓毒症患者中，在 ICU 死亡 6 例，康复 1 例，转出 ICU 4 例（28 天随访，患者死于家中 3

表 5-1　患者最初表现为急性眩晕综合征的特征（$n=11$）

病例	性别	年龄（岁）	首发症状	持续时间	伴随症状	过去病史	感染来源	感染部位	后续症状
1	男	71	眩晕	暂时性 4h	步态不稳	脑梗死	社区	血流？	休克、昏迷
2	女	59	头晕	持续 24h	恶心，出汗	外伤	社区	左小腿感染	休克、发热、谵妄
3	男	76	头晕	反复发作 8d	恶心	脑梗死	社区	肺炎	发热、休克、昏迷
4	男	80	眩晕	反复发作 24h	恶心，呕吐	—	社区	肺炎	休克、昏迷
5	女	60	头晕	持续 3d	恶心，呕吐	外伤	社区	肺部感染	休克、昏迷
6	男	23	头晕	暂时性 10min	恶心，呕吐	先心病	社区	肺部感染	发热、休克、昏迷
7	男	82	眩晕	反复发作 10d	无	COPD	社区	肺炎	发热、休克、昏迷
8	女	69	眩晕	持续 48h	呕吐，步态不稳	糖尿病	社区	肺炎	发热、休克、昏迷
9	男	82	头晕	持续 48h	步态不稳，呕吐	COPD	社区	肺炎	发热、昏迷
10	女	53	头晕	反复发作 3d	呕吐	脑梗死	社区	肺炎	发热、昏迷、休克
11	男	44	眩晕	持续 3d	呕吐，步态不稳	烟雾病	社区	肺炎	发热、昏迷

COPD. 慢性阻塞性肺疾病

例，康复 1 例）。其中 9 例肺炎 /ARDS 死亡 8 例（88.9%）。最初 AVS 伴有脓毒症的高死亡风险在 28 天 GOSE 全脑功能访谈评分见表 5-2。

表 5-2　SOFA 评分和 GOSE 评分评价器官衰竭伴有最初急性眩晕综合征（n=11）

脑 SOFA 评分	器官衰竭，n=11（%）	GOSE 评分※
1（GCS§=13～14）	感染性休克 1 例（9.0）	8 分（恢复）
2（GCS=10～12）	0 例（0.0）	
3（GCS=6～9）	脑、肺、肝功能衰竭 1 例（9.0）	7～8 分（恢复）
4（GCS<6）	脓毒症相关 ARDS 及多器官衰竭 9 例（81.8）	1 分（死亡）

§.GCS. 格拉斯哥昏迷评分（13～14 分 . 轻微谵妄；10～12 分 . 严重谵妄或嗜睡；6～9 分 . 昏睡 / 昏迷；<6 分 . 深昏迷）

※.GOSE. 格拉斯哥预后扩展评分（1 分 . 死亡；2 分 . 植物状态；3 分 . 严重残疾；4～8 分 . 良好恢复）

【病例 1】

男，76 岁，因头晕半个月伴发热 2 天入院。既往有皮肌炎病史半年，有脑梗死病史 3 个月，无高血压病、糖尿病及心脏病病史。患者半个月前因头晕在某院诊治，输液治疗后效果不佳。2 天前发热，伴有干咳。1 天前患者自觉头晕加重，伴有大小便失禁。入院查体：体温 40.0℃，心率 140/min，呼吸 26/min，血压 72/50mmHg，神志清晰，颈部无抵抗，心律齐，双肺未闻及干湿啰音，四肢肌张力正常，无明显偏瘫，病理反射未引出。心电图示窦性心动过速。血常规：白细胞 1.6×10^9/L；中性粒细胞 58.7%。头颅＋胸部 CT 示脑实质未见明显异常密度影，脑室扩张，脑沟、脑裂增宽加深，中线结构居中。两肺见散在斑片状高密度影，以两下肺为主。肌钙蛋白 0.41ng/ml。初步诊断：头晕原因待查，肺炎，白细胞减少，感染性休克？

入院后给予去甲肾上腺素持续泵入维持血压 120/75mmHg。血常规：白细胞 1.3×10^9/L，中性粒细胞 78.94%。电解质：钾 2.42mmol/L，钠 130.3mmol/L，钙 1.89mmol/L。血气分析：pH 7.453，二氧化碳分压 26.5mmHg；氧分压 123.7mmHg，乳酸 2.7mmol/L，肌钙蛋白 0.41ng/ml。总胆红素 41.1μmol/L，直接胆红素 30.3μmol/L，白蛋白 19.1g/L，丙氨酸转氨酶 52U/L，天冬氨酸转氨酶 93U/L。C 反应蛋白 470.2mg/L。尿常规：尿蛋白 0.15g/L（+/-），尿胆原 33μmol/L（+）。胸部 X 线片示两下肺感染，左侧胸腔积液。治疗以抗感染和抗休克为主。

患者存在严重的低白蛋白血症，建议输白蛋白。但患者家属要求放弃治疗，自动出院。出院诊断：脓毒症相关中枢性急性眩晕综合征，脓毒症相关脑功能障碍伴多器官功能衰竭。

【病例 2】

女，53 岁，因“头晕发作 3 天，伴昏迷 3h”家人呼 120 送至医院 ICU。既往有脑梗死病史 2 年，有高血压病史 6 年。入院查体：体温 37.8℃，脉搏 72/min，呼吸 22/min，血压 176/109mmHg。浅昏迷，双侧瞳孔等大，直径 3.0mm，对光反射迟钝，双肺未闻及明显干湿啰音，心律齐，肝脾脏肋下未扪及，神经未见明显偏瘫体征。入院当天胸部 X 线片（图 5-1）示右侧肺炎（图 5-1A）；头颅 DWI 示双侧小脑半球及延髓急性梗死（图 5-1C），MRI-Flair 示左侧岛叶、顶叶、脑室旁小缺血灶（图 5-1B）。白细胞 19.6×10^9/L，中性粒细胞 79.9%，血红蛋白 133.4g/L，血小板 234×10^9/L，血糖 8.65mmol/L，肝肾功能无异常。总胆固醇 6.60mmol/L，甘油三酯 2.05mmol/L。入

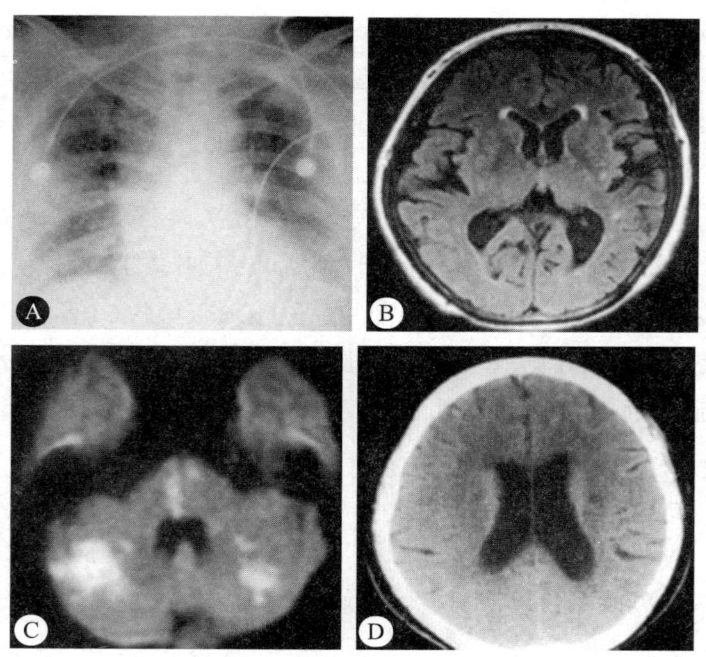

图 5-1 病例 2 辅助检查

院第 3 天，中度昏迷状态，呼吸急促，有痰，给予气管插管，呼吸机间断辅助呼吸，后来几天均有波动性高热（39～40℃）。复查肝肾功能：白蛋白 40.2g/L，丙氨酸转氨酶 30U/L，天冬氨酸转氨酶 67U/L，尿素氮 9.2mmol/L，肌酐 72.0μmol/L。电解质：钾 3.50mmol/L，钠 153.8mmol/L，氯 115.4mmol/L。血气分析：pH 7.409，二氧化碳分压 42.9mmHg，氧分压 188.7mmHg。痰培养、血培养均未见细菌生长。入院第 3 天复查头颅 CT 除提示两半球沟裂减少（图 5-1D）。治疗以经验性广谱抗生素为主。入院第 5 天，患者出现中度昏迷，气管插管在位通畅，呼吸机辅助呼吸，自主呼吸微弱，多巴胺持续泵入维持血压在 120/80mmHg 左右，心率在

90/min 左右，双侧瞳孔不等大（左 3.5mm，右 1.5mm），对光反射消失，四肢疼痛刺激无反应。住院第 7 天，家属现要求停止呼吸机辅助呼吸，出院，劝阻无效，同意出院。出院诊断：脓毒症相关中枢性急性眩晕综合征，脓毒症相关脑功能障碍，脓毒症相关多器官衰竭。

女，53 岁，因头晕发作 3 天伴昏迷 3h 入院。入院时胸部 X 线片示右侧肺炎。头 MRI-Flair 示左侧岛叶、顶叶急性缺血性梗死，DWI 示双侧小脑半球及延髓急性梗死。第 3 天颅脑 CT 示两半球沟裂减少，提示脑水肿。患者有肺部感染伴急性脑卒中，符合脓毒症相关脑功能障碍的诊断

二、病例讨论

11 例以急性眩晕综合征为最初表现的患者被诊断为脓毒症相关急性脑功能障碍的依据：①有头晕或眩晕为初始的脑功能障碍的表现；②急性眩晕综合征发作前有明确的感染（9 例为肺炎 / 肺部感染）；③有序贯多器官衰竭的表现，特别是脓毒性休克和昏迷。因为脓毒症或脓毒性休克涉及威胁生命的急性脑衰竭。这是由宿主感染的全身炎症反应引起的。根据预先文献记载，脓毒症威胁生命的脑衰竭，轻者可表现为谵妄，重者可发展为昏睡甚至昏迷。

据知，以急性眩晕综合征为首发症状的脓毒症相关脑功能障碍没有被描述。在本系列中，11 例患者从最初的急性眩晕综合征随后发展为脓毒性休克、昏迷和多器官功能障碍综合征，符合脓毒症相关脑功能障碍的诊断。

在本组病例中，尽管只有表 5-1 中的病例 1、3、4、7 和 10 的 CT 或 DWI 显示皮质和皮质下区域有小的急性梗死和左侧丘脑出血，但所有患者发病前均有疑似感染或被证实感染（主要是肺

炎），后来发展到威胁生命的急性器官衰竭。这些证据表明，早期急性眩晕综合征的发生与感染有关。已有研究表明，感染可增加脑卒中的风险（包括缺血性脑卒中和出血性脑卒中），最近的研究报告也指出，脓毒症患者潜在急性缺血性脑卒中的风险很高。

本系列为回顾性研究，难免存在一些不足。例如，几乎所有患者没有脑脊液检查和细菌学分析，昏迷时没有进一步行脑影像检查。但有一点是明确的，即所有病例都伴有威胁生命的脓毒症相关脑功能障碍 / 脑衰竭。因此，急性眩晕综合征可能是脓毒症相关威胁生命的脑衰竭的一个早期表现。

我们的研究表明，最初 AVS 是一种严重感染事件（主要是肺炎 / 肺部感染）进展到脓毒症并伴有威胁生命的罕见早期表现，需要尽早抗生素治疗以改善预后。然而，以 AVS 为最初表现的脓毒症相关脑功能障碍尚未报道。因此，了解感染所致 AVS 对于早期诊断和早期治疗脓毒症相关脑功能障碍是很重要的。

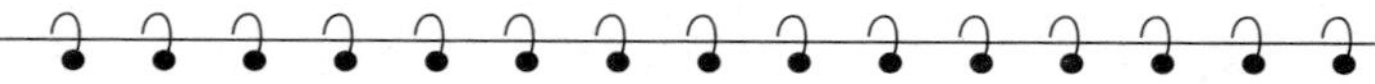

• 小结

中枢性 AVS 可能是脓毒症相关脑功能障碍的一个鲜为人知的原因。而且，笔者第一次报道了主要是社区获得性肺炎 / 肺部感染导致了急性眩晕综合征作为最初脑功能障碍，并快速发展到脓毒症相关威胁生命的脑衰竭和多器官功能衰竭，认识这些问题有助于了解急性眩晕综合征是一种脓毒症相关脑功能障碍的罕见早期表现，伴有几乎不可接受高死亡风险。只有快速诊断和进行抗生素治疗，才能减少误诊率，降低死亡率。

参考文献

[1] TONG D M. Acute and Episodic vestibular syndromes caused by ischemic stroke: predilection sites and risk factors [J]. Journal of International Medical Research, 2020, 48: 1-12.

[2] ZHOU Y T, TONG Dao Ming. Initial Presenting as Acute Vertigo Syndrom in Sepsis Associated Encephalopathy: A Retrospective Case Series [EB/OL]. Top to Contributions on Neurology: 2nd Edition, 2019.[2024-2-4]. www. avidscience. com.

[3] TONG D M. Acute dizziness with potential life-threatening event: a case series from single ICU [J]. J Vestib Res, 2019, 29: 191-196. doi: 10. 3233/VES-190677.

[4] POLITO A, EISCHWALD F, MAHO A L, et al. Pattern of brain injury in the acute setting of human septic stroke [J]. Crit Care, 2013, 17 (5): R204. doi: 10. 1186/cc12899.

[5] BERGER B, GUMBINGER C, STEINER T, et al.. Epidemiologic features, risk factors, and outcome of sepsis in stroke patients treated on a neurologic intensive care unit [J]. J Crit Care, 2014, 29 (2): 241-248.

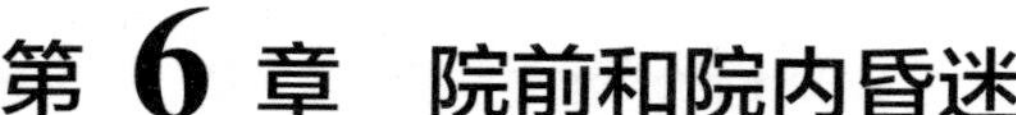

第 6 章　院前和院内昏迷

谵妄（deliriun）是一种急性脑功能障碍的表现，包括意识水平下降、认知障碍，以及记忆、思维和行为改变等精神异常。几乎任何年龄都可以发生谵妄，但老年人发生谵妄更为常见。虽然常见的原因包括急性缺血性或出血性脑卒中、脑外伤、药物中毒或戒断、脑膜炎 / 脑炎、脑脓肿、硬膜下脓肿、恶性抗精神病药综合征、恶性高热、非抽搐状态癫痫持续状态、内分泌紊乱等，但以脓毒症相关谵妄（sepsis-assouciated deliriun）最为常见。重症监护病房谵妄评估方法（CAM-ICU）是一种广泛使用的改进版，使用谵妄评估方法可显著改善谵妄的识别。根据谵妄的表现不同可分为三个临床亚型：①运动过多 / 激动性谵妄（hyperactive/agitated delirium）表现为极度活跃的精神错乱、焦虑不安或烦躁不安、暴躁、情绪上不稳定，甚至有挑战性的行为；②运动减少 / 安静性谵妄（hypoactive/quiet delirium）在老年患者中较为常见，其他特征是感情退缩、淡漠、恍惚、迷糊、问话少答或答不切题；③混合性谵妄是上述两型同时并存。上述各型常有大量的幻觉，以幻视为多，内容生动，例如见到昆虫、猛兽、神鬼、战争场面等。

脓毒症相关谵妄可能是脓毒症相关脑功能障碍演变过程中

的一个早期实体，而且也是一种威胁生命的脑功能障碍。这里将笔者 2015 年至 2018 年期间所遇 4 例脓毒症相关谵妄介绍如下。

一、病例分享

【病例 1】

女，67 岁，发热、咳嗽后伴谵妄 7 天入院。有高血压病和脑梗死病史 3 年，无糖尿病及无精神病史。入院前 10 天受凉，表现高热，体温 39℃以上，伴咳嗽、气急。当地医院给予安乃近肌内注射后患者体温降至正常。但次日表现胡言乱语，不认识亲人，交谈与检查不合作，伴大小便失禁，在社区医院住院 10 天精神错乱无改善而转入院。入院时体温 36.5℃，脉搏 73/min，呼吸 21/min，血压 160/83mmHg。觉醒状态，但注意力不集中，问话少答，检查不合作，谵妄筛查量表评分为 6 分。颈无明显抵抗，右侧鼻唇沟浅，伸舌稍右偏。心律齐，双肺未闻及干湿啰音，肝脾肋下未扪及。四肢肌张力正常，四肢肌力检查欠合作，双侧病理反射未引出，脑膜刺激征（－）。实验室检查：白细胞 5.98×10^9/L，中性粒细胞 93.7%，红细胞 3.48×10^{12}/L，血小板 126×10^9/L，C 反应蛋白 53.7mg/L。电解质：血清钠 120.7mmol/L，钾 3.7mmol/L，氯 107.4mmol/L。血糖 4.49mmol/L，尿素氮 3.1mmol/L，肌酐 63.0μmol/L，血乳酸 2.47mmol/L，血浆渗透压 256.3mOsm/L。肝功能、心肌酶谱及凝血常规七项未见异常。头颅 CT 未见异常。入院第 3 天患者仍有间断性胡言乱语。头颅 MRI 未显示新病灶。胸 CT 示支气管感染，右肺叶见小斑片影，提示肺部感染。脑脊液：无色清亮，压力正常，白细胞 6×10^6/L，葡萄糖 3.17mmol/L，氯化物 121.5mmol/L，蛋白质 0.46g/L。脑电图显示中度异常脑电图。经综合治疗 6 天后病情稳定，谵妄消失，意识清晰，共住院 11 天，痊愈出院。出院诊断：脓毒症相关性脑病（谵妄）。

【病例 2】

男，67 岁，既往无高血压及精神病史，有习惯性打鼾史，嗜好烟酒。入院前 1 个月突然出现双下肢乏力，在某院行头颅 MRI 检查见皮质下白质腔隙梗死 2～3 个。实验室检查：血糖 6.4mmol/L，钾 5.6mmol/L，钠 104.0mmol/L，氯 75.0mmol/L，尿素氮 7.8mmol/L，肌酐 75.1μmol/L，血浆渗透压 233.4mOsm/L，治疗 2 天后症状改善。此次无明显诱因突然胡言乱语 2 天入院。伴烦躁不安，不饮不食，夜不能眠。入院时检查：血压 160/90mmHg，自言自语，注意力不集中，问话不答，不能配合检查和治疗，谵妄筛查量表评分为 7 分。同天头颅 CT：未见出血及梗死，肺 CR 提示肺部感染，脑脊液检查无明显异常。白细胞 7.1×10^9/L，中性粒细胞 62.5%，血红蛋白 115g/L，红细胞压积 30.1%，血糖 5.16mmol/L，钾 4.9mmol/L，钠 123.0mmol/L，氯 93.2mmol/L，肝功能无异常，血脂无异常。24h 尿量 1750ml，24h 尿钠 103mmol/L。醛固酮 137.97ng/L，促甲状腺素 0.88mIU/L，游离 T_3 2.04pmol/L，催乳素 6.97ng/ml，促黄体生成素 3.07U/L。头颅 MRI 显示双侧顶叶多个腔隙梗死。给予抗生素及利培酮治疗后，精神异常消失，住院 10 天，好转出院。出院诊断：脓毒症相关谵妄。

【病例 3】

男，80 岁，言语错乱 1 天入院。既往有脑梗死病史及糖尿病病史。体温 36.5℃，脉搏 89/min，呼吸 17/min，血压 163/73mmHg，言语错乱，颈无抵抗，心律齐，双肺未闻及干湿啰音。四肢可见活动，病理反射未引出，脑膜刺激征（－）。头颅 CT 未见出血。白细胞 11.5×10^9/L，中性粒细胞 83.3%，血红蛋白 125g/L，血小板 191×10^9/L，血清葡萄糖 10.62mmol/L，总胆固醇 6.46mmol/L，低密度脂蛋白胆固醇 4.52mmol/L，钾 4.19mmol/L，钠 128.9mmol/L，氯 89.9mmol/L，C 反应蛋白 6.0mg/L。肝、肾及凝血功能无异常。血气分析：二氧化碳分压 33.9mmHg，氧分压 70.7mmHg。次日患者体温 38.6℃，脉搏 96/min，呼吸 23/min，血压 99/69mmHg，胸 CT 示两侧胸腔少量积液。患者入院第 3 天昏迷（GCS＝8 分），心电图显示部分导联 ST 段压低、T 波低平。肌钙蛋白 I 0.170ng/ml。碱性磷酸酶 2317U/L，乳酸脱氢酶 2130U/L。超声心动图示射血分数（EF）降低至 46%；左心大，心功能不全；经皮血氧饱和度 83%，转 ICU 给予气管插管，呼吸机机械通气，去甲肾上腺素持续静脉泵入维持血压，胰岛素持续静脉泵入降血糖，哌拉西林舒巴坦抗感染等治疗。入院第 5 天胸 CT 示两肺感染伴两下肺部分膨胀不全（即日行纤支镜支气管灌洗治疗）。实验室检查：C 反应蛋白 134.6mg/L，降钙素原 0.46ng/ml，乳酸 2.15mmol/L。血气：pH 7.303，二氧化碳分压 29.5mmHg，氧分压 39.4mmHg。白细胞 12.1×10^9/L，中性粒细胞 85.6%。尿素 11.0mmol/L，肌酐 208μmol/L。入院第 11 天，复查肌钙蛋白 I 12.469ng/ml；尿素 15.6mmol/L，肌酐 221μmol/L，血培养 5 天无细菌生长。脑脊液：无色清亮，压力正常，白细胞 7×10^6/L，葡萄糖 5.8mmol/L，氯化物 118.0mmol/L，蛋白质 0.5g/L。住院第 12 天，仍昏迷不醒（GCS＝7 分），同日脑电图示重度异常。一直使用去甲肾上腺素维持血压，考虑肺部感染严重，已改用亚胺培南治疗。住院第 22 天，血压 0mmHg，深昏迷（GCS＝4 分），瞳孔散大，死亡出院。诊断：

脓毒性休克，脓毒症诱导心肌病，脓毒症相关性脑病（谵妄－昏迷），多器官功能障碍综合征。

【病例 4】

男，70 岁，因胡言乱语 4 天，伴咳嗽咳痰 2 天入院。既往有高血压病和糖尿病，但无精神病史。入院前 4 天起病，表现烦躁，胡言乱语，称“有几只猪来了，家里会住不下”。夜不能寐，甚至要外出。入院时体温 36.3℃，脉搏 92/min，呼吸 20/min，血压 140/95mmHg。觉醒状态，但注意力不集中，记忆力、计算力、定向力下降，谵妄筛查量表评分为 5 分。右侧鼻唇沟浅，伸舌稍右偏，颈无抵抗，心律齐，双肺可闻及痰鸣音，腹软，肝脾肋下未扪及。四肢肌张力正常，四肢肌力检查欠合作，双下肢巴宾斯基征阳性，脑膜刺激征（－）。入院头部 CT 示双侧基底节腔隙性脑梗死。肺 CT 提示右肺中叶肺炎。白细胞 13.8×10^9/L，中性粒细胞 91.9%，红细胞 4.55×10^{12}/L，血红蛋白 137g/L，血小板 197×10^9/L，血糖 13.93mmol/L，尿素氮 5.3mmol/L，肌酐 67.0μmol/L，钠 144.3mmol/L，钾 4.8mmol/L，血浆渗透压 317.4mOsm/L。凝血功能正常。肝功能及电解质正常，总胆固醇 5.38mmol/L，甘油三酯 0.70mmol/L，低密度脂蛋白胆固醇 3.40mmol/L，C 反应蛋白 14.8mg/L。入院第 3 天，患者咳嗽、咳痰稍好转，但偶有胡言乱语，尤以下午明显。无发热表现。血压 104/63mmHg。头颅 MRI 示右侧额叶、颞叶及左侧皮质下急性腔隙性脑梗死。痰培养提示阿氏肠杆菌生长。经相应抗生素治疗，同时予以抗血小板聚集、调脂、降血压、降血糖等综合治疗。入院第 6 天患者胡言乱语好转，可搀扶行走。查体示双肺可闻及痰鸣音。共住院 21 天，患者胡言乱语消失，神志清晰，智力改善，四肢感觉和运动正常、病理反射未引出，病情好转出院。出院诊断：脓毒症相关谵妄。

二、病例讨论

谵妄除了可散发在各病房住院的患者中外，主要发生在 ICU 中的危重患者之中，尤其是 ICU 的危重症老年伴脓毒症患者更易发生谵妄，其患病率为 73.0%～86.6%。Helms 及其同事在 ICU 严重 COVID–19 28 天死亡率报道为 28.8%。在 ICU 的危重患者中，一些谵妄患者由于快速进展到 ARDS 或昏迷，死亡风险是普通病房的 2～4 倍。然而，谵妄如果不及时筛查，特别是那些运动减少 / 安静性谵妄，通常易被误诊。谵妄评价方法提供了一种简单的诊断量表和广泛使用的标准。目前，最常用的谵妄评价方法筛选工具是重症监护谵妄筛查量表（ICDSC）。要求患者觉醒（停用镇静药）。ICDSC 是由 Bergeron 等人于 2001 年开发的。重症监护谵妄筛查量表评分标准如表 6–1 所示。

表 6–1　重症监护谵妄筛查量表（ICDSC）

项目	评分（阳性每项 1 分）
意识水平的改变	1
注意力不集中	1
定向力障碍	1
幻觉或妄想	1
精神运动激越或迟缓	1
乱语或情绪不稳	1
睡眠觉醒周期改变	1
症状具有波动性	1
总分	

引自 Intensive Care Med

这是一个基于最初24h数据的调查表。总分8分，每项得分为1分。4分或更高的分数表明一个明确的谵妄，灵敏度为99%，特异度为64%。因为谵妄具有波动性的特点，通常在下午或夜间发作多见，间歇期可无明显异常，因此，必须在谵妄发作时进行调查。

在这一章回顾分析了入住在普通病房的4例患者，其中1例病情加重转到了ICU。所有4例都有急性谵妄的表现，没有任何药物引起的原因，过去或家庭也无精神病史。入院时谵妄筛查评分均≥4分，符合急性谵妄的诊断。然而，根据①病例1、病例2、病例3、病例4患者胸部放射学检查显示肺炎/肺部感染；②病例2和病例3脑影像显示脑小缺血性病灶；③有急性脑功能障碍的表现；④临床和脑脊液检查可排除脑膜炎/脑炎及其他脑病的诊断。此病例1、病例2、病例3符合脓毒症相关性脑病的诊断。病例4虽有上述病例的临床和缺血性影像改变，但没有进行脑脊液分析，故只能诊断脓毒症相关谵妄。

本系列病例1和病例2患者的血清钠水平＜125mmol/L，血浆渗透压＜280mOsm/L，同时患者的肾功能正常，而且没有容量过剩的证据，故符合抗利尿不当综合征（syndrome of inappropriate antidiuretics）的诊断。预先的研究认为，脑部疾病是导致抗利尿不当综合征的原因。而最近的研究指出，肺炎是产生抗利尿不当综合征的主要原因之一。这表明我们在遇到不明原因的低钠血症时，必须及时进行脑和肺的影像检查明确原因，并针对原发病进行治疗。肺炎是脓毒症相关谵妄/脑病的主要原因。肺炎引发脑功能障碍的机制是复杂的，但肺炎诱导SIRS（炎症风暴）是脓毒症的主要机制已被公认。本系列病例1、病例3和病例4有SIRS≥2

项标准，提示存在细胞因子过度反应。病例 2 虽然 SIRS<2，但肺 CR 证实有肺部感染，脑 MRI 显示双侧顶叶多个缺血性病灶，而且其脑功能障碍经抗感染治疗有效，实验室检查也排除脑炎 / 脑膜炎及一些内分泌脑病和代谢性脑病的诊断。故亦符合脓毒症相关性脑病的诊断。

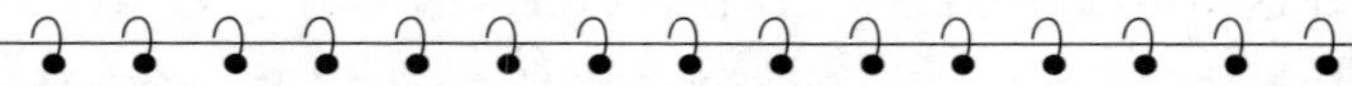

- **小结**

这几个病例值得关注的点：其一是脓毒症相关谵妄 / 脑病的诊断归根结底是肺炎 / 肺部感染，但个别可能没有炎症风暴表现；其二是肺炎诱导抗利尿不当综合征也可能是导致脓毒症相关谵妄的影响因素。谵妄是一种高流行的脑功能障碍，由于谵妄多由肺炎 / 肺部感染所致，并可导致脓毒症相关 ARDS 和昏迷而增加高死亡的风险，因此临床医师对谵妄必须予以高度重视。

参考文献

[1] 周业庭, 童道明. 临床表现: 脓毒症和脓毒症相关性脑病 [J]. 中华脑科疾病与康复杂志, 2016, 6: 173–176.

[2] BERGERON N, DUBOIS M J, DUMONT M, DIAL S, SKROBIK Y. Intensive Care Delirium Screening Checklist: evaluation of a new screening tool [J]. Intensive Care Med, 2001, 27: 859–864.

[3] PETERSON J F, PUN B T, DITTUS R S. Delirium and its motoric subtypes: a study

of 614 critically ill patients [J]. J Am Geriatr Soc, 2006, 54: 479–484.

[4] YALE UNIVERSITY SCHOOL OF MEDICINE. Clarifying confusion: the confusion assessment method. A new method for detection of delirium [J]. Ann Intern Med, 1990, 113: 941–948.

[5] CHEN G, LI L L, SUN J. Clinical characteristics of 128 hospitalized patients with syndrome of inappropriate antidiuretics of different etiologies [J]. Zhonghua Nei Ke Za Zhi, 2017, 56: 816–821. doi: 10. 3760/cma. j. issn. 0578–1426. 2017. 11. 008.

第 7 章　突发院内昏迷的脓毒症

急性脑卒中是成年人严重长期残疾的主要原因，美国每年发生 795 000 例脑卒中事件。虽然对脑卒中的危险因素，如高血压、糖尿病和动脉粥样硬化疾病了解甚多，但对近期脓毒症相关急性脑卒中所知甚少。感染已被确定为潜在的危险因素，可触发急性脑卒中。在心血管健康研究的病例交叉分析中指出，最近因感染住院与增加的脑卒中风险相关。而且，有证据表明，脓毒症与新发院内感染有关，从而增加了院内昏迷的风险。此外，笔者的系列研究显示，暴露于细菌血症之后的大多数急性脑衰竭事件发生在住院前后，伴有高死亡率和漏诊率。以下为 2016 年至 2021 年 ICU 遇到的 6 例急性脑卒中伴脓毒症的漏诊问题。

一、病例分享

【病例 1】

女，25 岁，已婚，因“突发不能言语 20 天”收入我科。患者 20 天前无明显诱因下出现头晕、呕吐、不能言语，5h 后出现发热。在我院急诊 CT 怀疑两下肺炎症。转上级医院治疗，腰椎穿刺提示正常（细胞数 0，其他也无异常），头颅 MRI＋DWI＋MRA 示脑干、小脑急性梗死，CTA 基底动脉部分闭塞。住院 20 天，患者一直不规则高热，意识表现为闭锁状态，四肢处于强直状态，美国国立卫生研究院卒中量表（National Institute of Health stroke scale，NIHSS）评分26分。新型冠状病毒核酸检测报告阴性，血培养（－）。拟“脑梗死，基底动脉重度狭窄，肺部感染”收入我科。既往无高血压病、糖尿病、心脏病病史。查体：体温37.3℃，脉搏82/min，呼吸17/min，血压100/60mmHg，言语不能，但能睁眼，颈部无抵抗，额纹对称，双侧瞳孔等大等圆，左右直径相等（3.0mm），对光反射灵敏，双侧鼻唇沟对称，四肢肌张力高，右侧及双下肢处于强直状态，双侧病理反射阳性，Kernig征（－）。心律齐，无杂音，双肺呼吸音清晰，未闻及干湿啰音，腹软。双侧膝关节处有红色皮疹。实验室检查：头颅MRI＋DWI＋MRA提示脑干、小脑急性梗死，基底动脉部分闭塞。初步诊断：多发性脑梗死，基底动脉重度狭窄，肺部感染。入院后患者夜间高热，大汗，最高达39.2℃，有强哭，时有肢体痉挛，角弓反张，眼球能上下转动示意，左右不能，言语不能。凝血功能示凝血酶原时间14.0s，国际标准化比值1.30，D-二聚体0.461mg/L，丙氨酸转氨酶151.6U/L，天冬氨酸转氨酶123.3U/L，γ-谷氨酰转移酶67.2U/L，肌酸激酶1693U/L，肌酸激酶同工酶28U/L，α-羟丁酸脱氢酶376U/L，乳酸脱氢酶522U/L，尿素8.2mmol/L，白细胞12.5×10^9/L，中性粒细胞87.6%，血红蛋白93g/L，血小板279×10^9/L；降钙素原0.128ng/ml；尿常规示白细胞酯酶15（±）弱阳性，隐血200阳性（＋＋＋），微白蛋白30mg/L，红细胞1685.20/μl，白细胞49.60/μl；血培养5天有人葡萄球菌人亚种生长。患者自入院一直使用舒普深1.5g，每12小时一次静脉注射，抗感染治疗。入院第3天体温降至正常，入院第6天停用舒普深治疗观察。诊断：肺部感染，基底动脉闭塞和闭锁综合征。共住院 10 天，回家康复。12 个月后随访，患者的语言仍然没有得到解决，但其双侧肢体的肌力有所改善（上肢Ⅲ和下肢Ⅱ伴肌张力增高）。

【病例 2】

女，70 岁，因“突发昏迷 8h”于 2016 年入院。患者 8h 前无明显诱因下出现意识不清，呼之不应，无肢体抽搐，卒中评分（NIHSS）＝38 分。在当地医院查头颅 CT 示脑梗死，胸部 CT 示两肺炎。两肺间质性肺水肿。后转某院行 RT-PA 静脉溶栓治疗后症状无明显改善，复查头颅 CT 未见出血，CTA 示双侧颈内动脉多发狭窄。病程中无发热，无咳嗽、咳痰，无呼吸困难。既往有糖尿病、冠心病病史，无高血压病史。入院查体：体温 36.5℃，脉搏 96/min，呼吸 17/min，血压 160/80mmHg，浅昏迷，颈部无抵抗，双眼球运动正常，双侧瞳孔等大等圆，左右直径相等（3.0mm），对光反射迟钝。心率 96/min，心律齐，无杂音，双肺呼吸音粗，未闻及干湿啰音。四肢肌张力正常，四肢可见不自主运动，感觉共济失调，左侧病理征阳性。初步诊断：脑梗死伴有大脑动脉狭窄，肺炎，2 型糖尿病。血常规示中性粒细胞 76.2%，淋巴细胞 19.5%。血生化示：白蛋白 39.5g/L，天冬氨酸转氨酶 11.6U/L，血糖 19.56mmol/L，总胆固醇 5.77mmol/L，甘油三酯 1.81mmol/L，低密度脂蛋白胆固醇 2.06mmol/L，钠 136.7mmol/L，凝血功能正常，D– 二聚体 0.240mg/L，肌钙蛋白 I 0.437ng/ml，尿常规示尿葡萄糖 28 阳性（＋＋＋）。心脏彩超示左室节段性室壁运动障碍、轻度主动脉瓣关闭不全。头颅 MRI＋MRA 示两侧背侧丘脑、右侧小脑半球急性脑梗死。入院第 7 天出现腹痛。腹部彩超示胆囊体积大，胆囊壁稍粗，胆囊内胆泥沉积，脾囊肿，肝胰显示部分未见明显异常。

血生化示：白蛋白 34.6g/L；血常规示中性粒细胞 81.6%，C 反应蛋白 118.14mg/L。请普外科会诊，建议给予头孢西丁抗感染治疗。住院 19 天，仍昏睡不醒，自动出院。出院诊断：肺炎，大脑动脉狭窄伴急性脑梗死，2 型糖尿病。半个月后随访失败。

【病例 3】

男，34 岁，因“突发昏迷半小时”入院，既往有高血压病及右侧脑出血病史，无后遗症。患者入院前受凉，稍有咳嗽，在我院门诊胸腔 CT 检查提示肺部感染。次日下午 6 时因突发昏迷半小时急诊入院，卒中评分（NIHSS）＝40 分。入院查体：体温 36.5℃，脉搏 84/min，呼吸 28/min，血压 248/142mmHg。中度昏迷，双眼向左侧凝视，双侧瞳孔等大等圆，直径 3.0mm，对光反射迟钝。颈无抵抗，双肺未闻及干湿啰音。心律齐，无病理性杂音，肝脾未扪及。四肢肌张力高，肌力检查不合作，疼痛刺激四肢强直，生理反射减弱，双侧巴宾斯基征阳性，Kernig 征（－）。头颅 CT 示左侧基底节区出血。初步诊断：急性脑出血，肺部感染。入院 6h 出现经皮动脉血氧饱和度低，予气管插管呼吸。辅助检查：白细胞 8.17×10^9/L，中性粒细胞 56.1%，淋巴细胞 36.1%，红细胞 4.35×10^{12}/L，血小板 152×10^9/L。血气分析：pH 7.389，二氧化碳分压 51.6mmHg，氧分压 134.8mmHg，乳酸 2.10mmol/L。生化全套：白蛋白 34.6g/L，丙氨酸转氨酶 34.7U/L，天冬氨酸转氨酶 36.1U/L，尿素 6.2mmol/L，肌酐 85μmol/L。电解质：钾 3.07mmol/L，钠 145.1mmol/L，氯 108.1mmol/L。C 反应蛋白 38.6mg/L，降钙素原 0.100ng/ml。COVID–19 基因初筛阴性。入院第 3 天患者浅昏迷，体温 38.5℃，胸部 CT 示两肺感染、两侧胸腔积液。给予哌拉西林他唑巴坦抗感染治疗。入院第 6 天患者仍昏迷不醒，痰多，氧分压 70.0mmHg，给予气管切开。入院第 8 天复查头颅 CT 出血吸收好转，但水肿加重，仍发热 38.6℃，阵发性呼吸急促。痰培养示：弗劳地柠檬酸杆菌，金黄色葡萄球菌。血培养 5 天无细菌生长。结合痰培养结果，加左氧氟沙星治疗。入院第 12 天意识改善，但仍模糊不清。复查肝肾功能示白蛋白 29.7g/L，丙氨酸转氨酶 62.2U/L，天冬氨酸转氨酶 86.0U/L，尿素 17.5mmol/L，肌酐 137μmol/L。C 反应蛋白 186.8mg/L，降钙素原 1.308ng/ml。多次血培养无阳性结果。患者反复高热，存在肝肾功能不全，请相关科室会诊，改为美罗培南＋利奈唑胺＋复方新诺明加强抗感染治疗。入院第 16 天复查头颅＋胸部 CT 示：脑出血吸收好转。两肺感染、两侧胸腔少量积液，较前无明显吸收。痰培养出鲍曼不动杆菌，结合药敏治疗后，患者近周未发热，能完成少部分指令性动作。共住院 24 天，好转出院。出院诊断：肺部感染，急性脑出血伴昏迷，肝肾功能不全。

【病例 4】

女，87 岁，因“左侧肢体轻微无力 6h”入院。既往高血压病史 10 余年，今年有 2 次脑梗死病史，未留明显后遗症，无糖尿病史。患者早晨约 8：00 突然左侧肢体轻微无力，伴有头痛、呕吐。至当地医院查头颅 CT 示右侧丘脑出血破入脑室。入院时意识清醒，卒中评分（NIHSS）＝2 分。入院查体：体温 36.5℃，脉搏 94/min，呼吸 17/min，血压 190/83mmHg，言语清晰，查体不合作，颈部无抵抗，心律齐，无杂音，双肺未闻及干湿啰音。脑神经未见异常，四肢肌张力正常，左侧肌力约Ⅳ级，右侧肌力正常，四肢感觉、共济运动不合作，左侧病理反射可疑阳性，脑膜刺激征（－）。最初的胸 CT 示两下肺感染，头颅 CT 示右侧丘脑出血破入脑室。初步诊断：右侧轻微丘脑出血破入脑室，肺部感染。辅助检查：总胆红素 12.5μmol/L，总蛋白 77.4g/L，白蛋白 41.0，肌酐 59.0μmol/L，总胆固醇 4.74mmol/L，甘油三酯 1.10mmol/L，高密度脂蛋白胆固醇 1.58mmol/L，低密度脂蛋白胆固醇 2.41mmol/L，肌酸激酶 58U/L；肌酸激酶同工酶 18U/L，乳酸脱氢酶 206U/L，钾 3.94mmol/L，钠 135.8mmol/L，氯 94.2mmol/L，肌钙蛋白 I 0.01ng/ml。血常规：白细胞 9.10×10^9/L，中性粒细胞 89.2%，红细胞 4.24×10^{12}/L，血小板 279×10^9/L。入院第 5 天，患者病情加重，昏睡，有咳嗽、咳痰，伴发热，体温 38.1℃。查体：左下肢小腿可见皮肤轻微红肿。尿培养 2 天无菌生长。已予哌拉西林钠他唑巴坦钠、左氧氟沙星抗感染。入院第 12 天患者仍昏睡不醒，反复低热，体温不超过 38.0℃。复查头颅 CT 显示血肿吸收缩小，但侧裂和脑沟明显缩小。次日测脑积液压力 165mmH_2O，以 0.9% 生理盐水置换，共置换脑脊液 40ml，终末测压力 80mmH_2O。入院第 17 天，患者病情进一步加重，昏睡少醒，夜间发热 38.5℃。复查 CT 血肿吸收，脑积水和脑水肿明显。患者家属要求转外院治疗。转院诊断：右侧轻微丘脑出血破入脑室伴脑积水，肺部感染，突发性院内昏迷。1 个月后随访，患者已死亡。

【病例 5】

男，52 岁，因突发轻微意识状态改变 2h 入院。既往高血压病史数年。患者被家人发现有轻微神志恍惚 / 谵妄，急查头颅 CT 示右侧脑出血，血肿量约 35ml。查体：体温 36.5℃，脉搏 64/min，呼吸 20/min，血压 213/128mmHg，神志恍惚，GCS＝11 分，卒中评分（NIHSS）＝6 分。双瞳孔等大等圆，直径约 2.5mm，对光反射均迟钝，左侧鼻唇沟浅，口角右偏。双肺未闻及干湿啰音，心律齐，肝脾未扪及。四肢肌力查体不合作，肌张力不高，生理反射存在，左侧病理征阳性。初步诊断：右侧急性脑出血，高血压病3级。即日行微创钻颅血肿清除术。次日患者神志恍惚，四肢刺痛左侧肢体回缩差，生理反射存在，双侧病理征阳性。辅助检查：肝总胆红素正常，肝酶轻度增高，肾功能正常。血糖6.09mmol/L，钾3.59mmol/L，钠137.7mmol/L，氯101.6mmol/L，钙2.26mmol/L。D–二聚体1.100mg/L。白细胞4.49×10^9/L，中性粒细胞58.9%，红细胞3.85×10^{12}/L，血小板75×10^9/L。患者存在血小板功能衰竭：输ABO血型A型、RHD（＋）血，冷沉淀10u，病毒灭活血浆300ml。第3天患者突发院内昏迷（GCS＝7分），瞳孔大小正常，对光反射不灵。呼吸快，予行气管插管；发热达38.6℃，伴有寒战。血小板60×10^9/L，白细胞1.28×10^9/L。考虑重症感染，予以加强抗感染治疗。入院第3天头颅＋胸部CT血肿稍吸收，两侧脑室积血增多。两肺感染（新发）。请多学科会诊，改用亚胺培南加强抗感染治疗。并行气管切开，持续呼吸机机械通气。总胆红素28.7μmol/L，总蛋白58.9g/L，白蛋白28.8g/L，肾功能正常，β_2微球蛋白2.87mg/L，葡萄糖6.86mmol/L，肌酸激酶520U/L，肌酸激酶同工酶40U/L，α–羟丁酸脱氢酶196U/L。凝血功能异常：凝血酶原时间16.6s，国际标准化比值1.52，活化部分凝血活酶时间31.4s，凝血酶时间18.5s，纤维蛋白原3.08g/L，抗凝血酶50%，纤维蛋白（原）降解产物80.58mg/L。血气分析：pH 7.462，二氧化碳分压29.0mmHg，氧分压62.9mmHg。痰培养：大肠埃希菌、肺炎克雷伯菌；尿培养未见异常；胸部X线片：两肺感染较前片对比略有吸收。继续使用亚胺培南抗感染。入院第7天，总胆红素33.4μmol/L，白蛋白30.4g/L，C反应蛋白159.5mg/L，白细胞介素–6

18.65pg/ml。入院第 10 天，中度昏迷，患者体温达 38.5℃，气管切开，呼吸机机械通气。双肺呼吸音粗糙，可闻及少许痰鸣音，心率 100/min，心律齐。血培养未见异常。入院第 13 天脑脊液生化：颜色红色，浑浊，葡萄糖 4.06mmol/L，氯化物 137.1mmol/L，脑脊液蛋白质 3.42g/L，白细胞 30×10^6/L；痰培养：肺炎克雷伯菌；胸部 X 线片：两肺见片絮状稍高密度影。头颅＋胸部 CT：脑出血钻颅术后复查，出血较前稍好转。两肺感染灶较前有好转，左侧胸腔积液。今日上午已拔除头颅引流管。入院第 15 天，总胆红素 49.7μmol/L，白蛋白 29.1g/L，C 反应蛋白 101.1mg/L，降钙素原 2.81ng/ml。白细胞介素 –6 11.66pg/ml。痰培养：肺炎克雷伯菌、亚胺培南（敏感）。因患者仍昏迷不醒，气管插管呼吸机机械通气，患者家属要求放弃诊疗，自动出院。出院诊断：右侧急性非外伤性脑出血（无昏迷），肺部感染，突发性院内昏迷，多器官功能衰竭（脑、肺、肝、血液）。7 天后随访，患者死亡。

【病例 6】

女，83 岁，因轻微谵妄 1 周伴发热 4 天收入我科。既往有高血压病，腔隙性脑梗死病史，无糖尿病史，于 2019 年中旬发病。查体：体温 37.7℃，脉搏 74/min，呼吸 19/min，血压 160/76mmHg，卒中评分（NIHSS）＝5 分，GCS＝11 分，双侧瞳孔等大等圆，直径 3.0mm，对光反射灵敏，心率 74/min，心律齐，双肺呼吸音粗，未闻及干湿啰音。四肢肌张力正常，肌力检查不合作，可见自主活动，四肢感觉、共济运动检查不合作，双侧病理反射阳性，Kernig 征（－）。头颅 CT 示：未见出血，脑内多发腔隙性梗死。胸部 CT 示：见散在斑片索条影。白细胞 28.7×10^9/L，中性粒细胞 90.2%，红细胞 3.18×10^{12}/L，血小板 97×10^9/L。

尿素 17.4mmol/L，肌酐 82μmol/L，钾 4.6mmol/L，钠 141.9mmol/L，钙 2.16mmol/L，C 反应蛋白 119.6mg/L，降钙素原 31.29ng/ml，白细胞介素 –6 6.1pg/ml，B 型钠尿肽 141pg/ml，乳酸 1.8mmol/L。初步诊断：多发性脑梗死，肺部感染？肾功能不全高血压病。入院后第 15 天突发院内昏睡，第 25 天进展到浅昏迷，并出现心律不齐，心率 160/min，心电图示房颤。心脏彩超：射血分数降低到 43%，心功能不全，左心房、左心室稍大，心包腔积液，宽约 15mm。血压 124/70mmHg，住院第 30 天仍浅昏迷，自主呼吸促、经皮动脉血氧饱和度低下，予气管插管、持续呼吸机机械通气。胸部 X 线片：两肺感染，肺气肿。痰培养出肺炎克雷伯菌；尿培养出大肠艾希杆菌。3 天后脑电图示弥漫性异常。入院第 35 天，患者中度昏迷，血压下降到 64/40mmHg，持续去甲肾上腺素静脉泵入维持血压在 120/70mmHg 左右。复查头胸部 CT：脑内多发梗死治疗后改变，两肺感染。予抗生素升级治疗。多学科会诊诊断为：感染性休克，呼吸衰竭，肺部感染，肾功能损害，心功能不全，高血压病。近日患者反复发热、阵发性气喘，持续升压药维持血压。住院第 38 天，于 04:55 心率突然下降到 45/min，血压、经皮动脉血氧饱和度测不出，神志深昏迷，双侧瞳孔散大，直径 6.0m，对光反射均消失，立即进行胸外心脏按压等抢救，心率未恢复，死亡后出院。死亡诊断：感染性休克，肺部感染，突发性院内昏迷。

二、病例讨论

证据表明，脓毒症与新发感染有关，从而增加了急性脑卒中的风险。脓毒症与住院后的脑卒中风险相关，并且该风险在时间上最接近事件。我们的研究表明，在严重的感染事件之后，脓毒症酷似大血管卒中的风险更大，而且，其发病已威胁到年轻的成年人，有报道称可引起出血性脑卒中。病例 1 为一名 25 岁的年轻女患者，既往身体健康。因突发不能言语和肢体不能运动入院。入院时胸部 CT 证实肺部感染，脑影像证实严重基底动脉狭窄，导致了双侧脑桥和左侧小脑梗死，伴脑桥水肿和功能衰竭，NIHSS 评分 26 分，先有肺部感染和炎症风暴，提示感染及炎症风暴是引起颅内大血管狭窄伴有脑桥梗死和闭锁综合征的原因。病例 3 为一名 35 岁的男患者，因突发昏迷而入院，NIHSS 评分 38 分。患者先有胸部 CT 首先证实肺部感染，后突发脑出血，提示感染引起急性出血性脑卒中，其机制与凝血异常或血脑屏障的破坏有关。在这个系列中，病例 1～3 是以感染诱发的严重脑功能障碍而入院。然而，这 3 个病例没有考虑感染引起的脓毒症酷似脑血管病的诊断。事实上，根据这 3 个病例的共同特点：①病前先有肺部感染和 SIRS 的表现；②有突发严重脑功能障碍，病例 1 和病例 2 的影像学证实是由于颅内大动脉狭窄引起的急性脑梗死，病例 3 为急性脑出血；③伴有多器官功能衰竭的证据。这几点已完全符合脓毒症 3.0 诊断脓毒症的标准——感染＋威胁生命的器官功能障碍。脓毒症是一种时限治疗非常强的危重症，延误治疗与预后和死亡率相关。病例 1 和病例 2 预后不良，提示没有执行脓毒症新指南提出的优化治疗意见。

值得注意的是，病例 4～6 入院时均为轻微脑卒中，最初 NIHSS 评分为低分（分别为 2 分、6 分和 5 分）。但都在住院后一段时间内突发院内感染后昏迷，NIHSS 评分至少在 40 分左右。我们预先的研究显示，脓毒症是住院或 ICU 患者发生院内昏迷的一个独立风险因素，并有增加患者预后差和高死亡的风险。我们的研究也证实脓毒症和脓毒症相关急性脑衰竭仍然是一种被严重忽视的危重症。而且，持续昏迷不醒可能潜在脓毒症相关急性脑衰竭。本系列病例 4、病例 5、病例 6 为院前发生轻微卒中，然而，在住院期间发生感染后突发院内昏迷。其共同临床特点如下：①先有肺炎 / 肺部感染和 SIRS 的表现；②有院前轻微卒中的脑功能障碍；③后有突发性院内昏迷；④昏迷伴有多器官功能衰竭的证据。因此，这 3 个病例均先有肺炎 / 肺部感染和轻微卒中表现，后来病情突然发生威胁生命的器官功能障碍，这已完全符合脓毒症 3.0 诊断脓毒症的标准。由于脓毒症被漏诊；没有按照新指南的建议来优化治疗脓毒症，导致 3 个病例最终死亡。

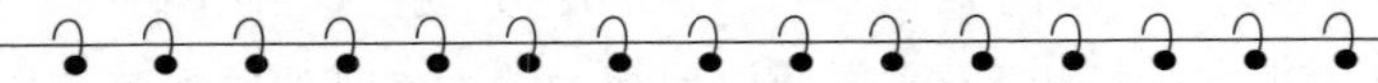

- **小结**

通过这一章的了解，我们懂得了脓毒症的诊断并非那么容易。我们发现急性脑卒中，包括在院前突发严重脑卒中和轻微卒中后突发院内昏迷是一种常见的脓毒症酷似脑卒中的严重表现，并伴有高死亡率和高漏诊率。特别是轻微卒中住院一段时间后突发感染和院内昏迷而死亡的病例，更可能导致脓毒症的漏诊。因此。上级医师查房必须牢记在心的是，对脑卒中的诊断问题，如果发现先有肺炎 / 血液感染和 SIRS 的存在，进一步要确认，有感染引起的可威胁生命的器官功能衰竭吗？有痰和血培养吗？千万不要漏诊了潜在的脓毒症的诊断。

参考文献

[1] D M Tong, Y T Zhou, G S Wang, et al. Early Prediction and Outcome of Septic Encephalopathy in Acute Stroke Patients With Nosocomial Coma [J]. J Clin Med Res, 2015, 7: 534–539.

[2] BENGER M, WILLIAMS O, SIDDIQUI J, et al. Intracerebral heamorrhage and COVID–19: Clinical characteriatics from a case series [J]. Brain, Behavior, and Immunity, 2020.

[3] ELKIND M S, CARTY C L, O MEARA E S, et al. Hospitalization for infection and risk of acute ischemic stroke: the Cardiovascular Health Study [J]. Stroke, 2011, 42: 1851–1856.

[4] ADUKAUSKIENE D, BIVAINYTE A, RADAVICIUTE E. Cerebral edema and its treatment [J]. Medicina, 2007, 43: 170–176.

[5] COOLEN T, LOLLI V, SADEGHI N, et al. Early postmortem brain MRI findings in 19 non-survivors [J]. Neurology, 2020, 95: e2016–e2027.

第 8 章 脓毒症相关昏迷

在过去的几十年中，脓毒症每年大约以 5% 的发生率在不断增加。脓毒症发病率增加的部分原因是社会人口结构的变化、老龄化、免疫功能受损患者数量的增加、多耐药病原体的传播，以及工业化国家和中等收入国家更大程度地支持性医疗服务。这导致了更多的脓毒症患者被收治到 ICU。如果抑制炎症和恢复灌注失败，可能导致多器官功能障碍，其死亡率估计为 70%。血脑屏障的破坏可导致脓毒症相关急性脑衰竭，临床表现为谵妄甚至突发性昏迷。这种综合征曾被称为“脓毒症相关性脑病”，是发生在社区环境中和 ICU 中最常见的昏迷形式。在文献中，脓毒症相关性脑病被广泛理解为在脓毒症时存在弥漫性脑功能障碍，但没有中枢神经系统感染和其他形式脑病的证据。尽管脓毒症相关性脑病被认为是脓毒症相关脑功能障碍的一个主要类型，并是一种高流行的疾病，但脓毒症相关性脑病的临床诊断仍充满困难。脓毒症相关急性脑功能障碍通常隐藏在脑卒中和脑外伤等危重病前后，易被原发病掩盖。然而，脓毒症相关性脑病可先于其他体征和症状，尤其是老年人和免疫功能受损的患者，大脑可能是第一个出现衰竭迹象的器官。因此，以突发性昏迷或以昏迷不明原因待查紧急入院者并非罕见，并可能引起诊断困难甚至漏诊。尽早识别脓毒症相关昏迷对早期治疗和改善预后至关重要。下面是2015—2018年ICU遇到的3例昏迷不明原因待查的病例。

一、病例分享

【病例1】

男，36岁，因突发昏迷半天入院。既往有精神病史（已治愈），无糖尿病及肝、肾疾病史。当地无疫情流行。患者于半天前被家人发现已昏迷不醒，未见肢体抽搐，家人急呼120来我院。病前1天劳动中有右前胸及右上臂压伤史。查体：体温38.0℃，脉搏131/min，呼吸32/min，血压108/60mmHg。浅昏迷（GCS＝7分），双侧瞳孔等大等圆（3.0mm），对光反射迟钝。右侧前胸部及右侧上臂见皮肤破损感染伴少许流血、水泡。心律齐，双肺闻及湿啰音。肝、肾、脾脏肋下未扪及。四肢肌张力正常，疼痛刺激四肢可见回缩，生理反射存在，病理反射未引出。实验室检查：头颅CT示弥漫性脑水肿，脑实质未见异常病灶。胸部CT两肺下叶可见散在片状高密度影。心脏不大。

初步诊断：昏迷待查？急性脑血管病？肺部感染，呼吸衰竭，压疮。患者入院1h后经皮动脉血氧饱和度低，予以气管插管接呼吸机辅助呼吸。白细胞15.1×10^9/L，中性粒细胞82.0%，红细胞5.52×10^9/L，血红蛋白171g/L，血小板260.1×10^9/L。血气pH7.362，二氧化碳分压26.9mmHg，氧分压70.9mmHg，剩余碱−8.66mmol/L，氧饱和度92.8%，乳酸3.60mmol/L。凝血酶原时间11.9s，活化部分凝血活酶时间29.1s，纤维蛋白原3.52g/L，纤维蛋白（原）降解产物16.4mg/L。肌钙蛋白I 0.011ng/ml，B型钠尿肽37pg/ml，降钙素原2.398ng/ml，总胆红素17.2μmol/L，白蛋白33.0g/L，丙氨酸转氨酶136.5U/L，天冬氨酸转氨酶320.2U/L，尿素14.2mmol/L，肌酐250.0μmol/L，肌酸激酶371.40U/L，肌酸激酶同工酶234U/L，乳酸脱氢酶1749U/L，钾4.38mmol/L，钠138.9mmol/L，淀粉酶1484U/L，C反应蛋白56.8mg/L。患者血压低，查炎症指标高，考虑感染性休克，予哌拉西林他巴坦4.5g＋NS100ml，每8小时静脉注射1次，适当增加补液量及升压药。即日腰椎穿刺见无色清亮脑脊液流出，测脑脊液压力400mmH_2O，蛋白质0.27g/L，细胞数2个，葡萄糖5.9mmol/l，氯化物133.7mmol/l，墨汁染色镜检未见新型隐球菌，脑脊液培养2天无细菌生长。次日患者仍浅昏迷，持续CVP监测在5～7cmH_2O，持续去甲肾上腺素静脉泵入下控制血压。pH7.362，二氧化碳分压35.2mmHg，氧分压59.7mmHg，剩余碱–5.05mmol/L，氧饱和度88.9%。感染免疫九项检查（抗人类免疫缺陷病毒、抗梅毒螺旋体抗体、抗丙型肝炎病毒抗体、丙型肝炎病毒核心抗体、乙型肝炎病毒表面抗原、抗乙型肝炎病毒表面抗体、乙型肝炎病毒抗原、抗乙型肝炎病毒抗体、抗乙型肝炎病毒核心抗体）均为阴性。予美洛培南1000mg＋0.9%氯化钠溶液50ml每日2次静脉泵入。患者颅内压高伴肝肾功能不全，已用10%白蛋白10克/次静脉注射，每日2次抗脑水肿。入院第3天，患者仍浅昏迷状态，持续呼吸机机械通气。体温38.0℃，持续去甲肾上腺素静脉泵入下控制血压在110/60mmHg左右，已行血液净化治疗。复查尿素27.4mmol/L，肌酐582μmol/L，淀粉酶421U/L，C反应蛋白174.1mg/L，降钙素原43.99ng/ml。痰培养：肺炎克雷伯菌。入院第5天病情改善，复查CT脑水肿明显好转。查体：血压132/64mmHg（停用升压药），神志恍惚，四肢肌张力正常，双下肢能自主活动，生理反射存在，病理反射未引出。血气分析：二氧化碳分压 41.8mmHg，氧分压 83.7mmHg，氧饱和度 94.8%。白细胞 18.6×10^9/L，中性粒细胞 86.6%。血培养 5 天未见细菌生长。入院第 8 天，体温 38.0℃，血压 116/74mmHg，神志恍惚，左上肢及双下肢能自主活动，右上肢活动痛性受限。入院第 10 天，尿素 34.6mmol/L，肌酐 500μmol/L，降钙素原 0.777ng/ml，C 反应蛋白 113.1mg/L。患者右上肢皮肤黏膜破损后化脓，给予局部清创，青霉素外敷；治疗上继续给予抗生素。入院第 11 天，患者仍神志恍惚，体温 38.8℃，血压 136/79mmHg，气管插管，呼吸机辅助呼吸。痰培养提示鲍曼不动杆菌多重耐药；胸部 X 线：两肺下叶感染，两侧胸腔积液。患者家属要求转上级医院继续治疗，故签字后同意转上级医院。出院诊断：病毒性脑炎，感染性休克，肺部感染，呼吸衰竭，横纹肌溶解症。2 个月后随访，除右上肢致残外，其他功能正常。

【病例 2】

女，70 岁，因突然昏迷 2h 余入院。有糖尿病、高血压、脑血管病史，遗留左侧肢体偏瘫。患者于 2h 前被家人发现昏迷不醒在床上，伴全身肌肉抖动，未见明显肢体抽搐及小便失禁现象。查体：体温 39.6℃，脉搏 162/min，呼吸 28/min，血压 216/97mmHg。右背部可见 0.7cm × 1.0cm 皮肤破损，骶尾部可见 5cm × 35cm 压疮。$SpO_2$80%，呼吸急促费力。深昏迷（GCS＝5 分），双侧瞳孔等大等圆（4.0mm），对光反射消失，颈无抵抗。双肺闻及痰鸣音，心律不齐，未闻及病理性杂音。腹平坦，肝脾肋下未扪及。四肢肌张力正常，肌力检查不合作，生理反射消失，病理反射未引出。Kernig 征（－）。头颅 CT 示两侧侧脑室旁、基底节区及左侧丘脑区见低密度影，部分边缘清。中线结构居中无移位。两肺纹理增多，两肺下叶见索条影。心脏不大。

入院诊断：昏迷待查：高热惊厥？症状性癫痫？肺部感染，呼吸衰竭，压疮。入院次日患者中度昏迷，气管插管、呼吸肌辅助呼吸，自主呼吸存在。血常规：白细胞 $17.3 \times 10^9/L$，中性粒细胞 89.1%，红细胞 $4.21 \times 10^{12}/L$，血小板 $2951 \times 10^9/L$。凝血功能示凝血酶原时间 11.4s，活化部分凝血活酶时间 26.6s，纤维蛋白（原）降解产物 3.84mg/L，D– 二聚体 0.591mg/L。B 型钠尿肽 98pg/ml，肌钙蛋白 I 0.178ng/ml，α– 羟丁酸脱氢酶 295U/L，乳酸脱氢酶 534U/L，乳酸脱氢酶 / 羟丁酸 1.81U/L，总胆红素 7.0μmol/L，白蛋白 34.1g/L，丙氨酸转氨酶 78.5U/L，天冬氨酸转氨酶 176.1U/L，尿素 6.0mmol/L，肌酐 44.9μmol/L，钾 5.0mmol/L，钠 136.4mmol/L，淀粉酶 138U/L，C 反应蛋白 9.5mg/L，降钙素原 9.86ng/ml，白细胞介素 –6 35.14pg/ml。血气分析示 pH7.477，二氧化碳分压 33.7mmHg，氧分压 168.5mmHg，乳酸 3.1mmol/L。入院第 4 天痰培养：肺炎克雷伯菌。床边彩超示心功能减退，二尖瓣关闭不全，主动脉瓣关闭不全，肝脾左肾显示部分未见明显异常，腹腔未见积液。呼吸道八项示：肺炎衣原体 IgM 抗体（ – ），腺病毒 IgM 抗体（ – ），呼吸道合胞病毒 IGM 抗体（ – ），肺炎支原体 IgM 抗体（ – ），甲型流行性感冒病毒 IgM 抗体（ – ），乙型流行性感冒病毒 IgM 抗体（ – ），副流行性感冒病毒 IgM 抗体（ – ），嗜肺军团菌 IgM 抗体（ – ）。血培养示：溶血葡萄球菌。已使用美罗培南抗感染治疗。经多学科会诊，昏迷原因仍考虑高热惊厥，肺部感染，呼吸衰竭。入院第 18 天复查胸部 CT：左侧胸腔软组织影、两侧胸腔积液、右肺下叶少许膨胀不全及两肺上叶少许炎症。痰培养示鲍曼不动杆菌（多重耐药菌）。患者仍呈浅昏迷（GCS＝7 分），瞳孔直径约 2.5mm，对光反射迟钝，夜间发热达 38.5℃，气管插管，持续吸氧。双肺可闻及少许痰鸣音，心律齐，肝脾肋下未及，疼痛刺激四肢回缩差，生理反射存在，病理反射未引出。家属要求放弃治疗，住院 28 天，自动出院。出院诊断：高热惊厥，肺部感染，呼吸衰竭，压疮。半个月后随访，患者已死亡。

【病例 3】

女，80 岁，因突发昏迷 5h 收入我科。既往无糖尿病史及口服糖尿病药物情况。今晨 9 时许被家人发现呼之不应，推之不醒，嘴角及鼻腔流涎，无大小便失禁。急呼 120 入院，急诊时患者呈昏迷状态，血压 120/59mmHg、$SpO_2$80%，体温 38.3℃、快速血糖 2.1mmol/L，立即给予吸氧、50% 葡萄糖注射液 60ml 静脉推注后未醒。查体：体温 38.3℃，脉搏 98/min，呼吸 23/min，血压 121/52mmHg，中度昏迷，双侧瞳孔等大（3.0mm），对光反射迟钝。颈无明显抵抗。咽喉部充血水肿。双肺可闻及干湿啰音，心律齐，未闻及病理性杂音。腹软，肝脾肋下未扪及，肠鸣音减弱。四肢肌张力高，疼痛刺激双上肢可见回缩，双下肢伸直，双侧病理征阳性。

入院诊断：昏迷原因待查：低血糖昏迷？感染性昏迷？入院后患者昏迷不醒，呼吸急促、经皮动脉血氧饱和度低，立即进行气管插管呼吸。入院 2h 血糖 1.05mmol/L（危急值），立即给予 50% 葡萄糖 60ml 静脉推注后仍未醒，复测血糖 15mmol/L。血常规示：白细胞 12.07×10^9/L，中性粒细胞 88.8%，红细胞 3.88×10^{12}/L，血红蛋白 108g/L，血小板 343×10^9/L。次日患者仍中度昏迷，气管插管后呼吸机机械通气，体温 37.8℃，血压

111/56mmHg。尿常规示：亚硝酸盐（+），尿蛋白（+），尿葡萄糖（+++），酮体 0（-），红细胞 91.70/μl，白细胞 11 182.10/μl，细菌 9920.6/μl；生化全套：总蛋白 75.5g/L，白蛋白 37.8g/L，丙氨酸转氨酶 7.5U/L，天冬氨酸转氨酶 24.5U/L，尿素 5.2mmol/L，肌酐 48μmol/L，钾 4.18mmol/L，钠 134.7mmol/L，氯 92.7mmol/L，钙 2.38mmol/L，C 反应蛋白 8.9mg/L；凝血功能示：凝血酶原时间 11.3s，国际标准化比值 1.05，活化部分凝血活酶时间 24.1s，凝血酶时间 13.1s，纤维蛋白原 3.64g/L，抗凝血酶 109%，纤维蛋白（原）降解产物 5.88mg/L，D- 二聚体 0.768mg/L；床边胸部 X 线片示，右肺感染。入院第 3 天，患者仍呈中昏迷状态，气管插管，呼吸机机械通气。血气分析示：pH 7.361，二氧化碳分压 44.8mmHg，氧分压 129.4mmHg，葡萄糖 3.8mmol/L，乳酸 3.3mmol/L，C 反应蛋白 95.9mg/L。肝肾功能无明显异常。尿培养及药敏示：产气肠杆菌药敏：左旋氧氟沙星敏感、哌拉西林 / 他唑巴坦敏感；痰培养示：黏质沙雷菌，哌拉西林 / 他唑巴坦敏感。已根据药敏结果给予抗感染治疗。入院第 4 天凌晨心电监护仪显示心率为 0/min，心电图为一条直线，死亡出院。

二、病例讨论

众所周知，急性昏迷是一个常见的急诊疾病，也是一种严重的急性脑功能障碍。昏迷的原因是复杂的。来自 Pun 及其同事（2021 年）全球新型冠状病毒大流行期间的证据表明，81.6% 的危重新型冠状病毒感染病例伴多器官衰竭发作到昏迷。事实上，在社区和 ICU，脓毒症相关急性脑衰竭更可能是最常见的突发昏迷的原因，紧接的可能是心搏骤停、药物中毒，以及其他一些少见的内分泌和代谢原因。昏迷原因待查？意味着一种威胁生命的昏迷原因短时间内琢磨不透，可能是多种因素复杂的疑难危重症。首诊医师应该紧急请上级医师查房，或者申请会诊和进行疑难病例讨论。主要目的是尽快解决诊断问题，以便及时抢救生命。

值得注意的是，查找昏迷的不明原因应从最常见的高发昏迷原因开始，而不是先考虑那些少见的原因。根据 WHO 的估计，脓毒症是全球高发病率和高死亡率的疾病。因此，就昏迷待查的病例，要确认是感染相关昏迷吗？有感染相关多器官功能障碍吗？于是总结这 3 个病例的临床特点包括：①病例 1 为年轻男患者，病例 2 和病例 3 为老年女患者；②病例 1 既往有精神病史（已治愈），病例 2 有糖尿病、高血压及脑血管病史，病例 3 否认糖尿病史和口服糖尿病药物情况；③ 3 个病例最初都有发热、呼吸衰竭和需要氧气支持；④血细胞普遍增高，并伴有炎症因子升高；⑤病例 1、病例 2 有急性肾衰竭和心血管功能障碍，病例 3 有一过性低血糖；⑥病例 1 脑脊液细胞和生化分析未见明显异常，病例 2 和病例 3 未执行脑脊液检查，但有阳性体液和血培养证据；⑦胸部影像学证实 3 个病例均存在肺炎；⑧脑影像发现病例 1 存在弥漫性脑水肿，病例 2 的脑部有小缺血灶，病例 3 没有脑影像检查。按照脓毒症 3.0 的标准，脓毒症的诊断必须有感染和威胁生命的多器官功能障碍。上述③④⑥⑦提示有感染证据，而③⑤⑥⑧是脓毒症相关多器官（脑、肺、心、肾）功能衰竭的关键性证据。据此可以结论，这 3 个病例完全符合脓毒症相关脑功能障碍的诊断。

然而，这 3 个不明原因的昏迷病例入院后的诊断并没有想到脓毒症的可能，而考虑昏迷的主要原因如下：病例 1 是病毒性脑炎，病例 2 为高热惊厥，病例 3 是低血糖昏迷。尽管这些诊断都与昏迷相关，但并不能精准解释昏迷的原因。这牵涉鉴别诊断的问题。

虽然细菌或病毒可经多个途径进入中枢神经系统，但多数文献认为，脓毒症引起的脓毒症相关性脑病比脑炎更常见。病例 1 证实存在细菌性肺炎，脑脊液检查虽然压力高（脑水肿），但细胞数和蛋白水平在正常范围，表明没有中枢神经系统感染的证据。一般来说，细菌或病毒性脓毒症导致的转移性脑炎或脑膜脑炎，脑脊液分析普遍存在白细胞数增高［范围（17～10 000）$\times 10^6$/L］，蛋白水平升高（范围 4.78～42.49g/L）。相反，脓毒症相关性脑病，其脑脊液分析蛋白质水平可以轻度升高，但白细胞计数正常，没有其他直接中枢神经系统感染的证据。因此，这个病例诊断病毒性脑炎的证据不足。精确诊断应是脓毒症相关性脑病。

脓毒症相关性脑病的发病机制与 SIRS（细胞因子过度反应）有关，曾被认为 SIRS 至少≥2 项标准，其中高热被认为是诊断严重炎症风暴的关键因素。例 2 起始表现高热达 39.6℃，伴 SIRS＝4，提示严重 SIRS 导致脓毒症相关性脑病的可能。虽然伴全身抖动，但没有明显抽搐，也无高温环境接触情况，故可排除热射病和高热抽搐。这个“全身抖动”，究竟是“寒战”还是非痉挛性癫痫发作，取决于脑电图的检查。而且，非痉挛性癫痫发作是 ICU 中不明原因昏迷的常见表现，并关系到是否使用解痉药物治疗问题。这个患者没有进行脑电图检查，故不能排除脓毒症相关非痉挛性癫痫发作的诊断。由于没有进行脑脊液检查，也不排除颅内感染的可能性。然而，在获得阳性血培养时，昏迷的病因——脓毒败血症相关脑功能障碍的诊断就已完全暴露。

鉴于病例 3 昏迷待查考虑为低血糖昏迷主要是根据实验室检查血糖水平＜2.1mmol/L（血糖水平一般在 2.3～2.7mmol/L 就可发

生昏迷，当降至 1.7～1.9mmol/L 时就可导致不可逆神经元坏死而发生长期昏迷)。这个患者病前没有降糖药物接触史，故抗糖尿病药物所至低血糖昏迷可除外。然而，这个病例起始就有发热，炎症指标高，胸部 X 线片示有右肺感染，痰培养出黏质沙雷菌，尿培养有产气肠杆菌生长。而且，患者昏迷伴有低氧性呼吸衰竭需要插管呼吸。这些关键性证据表明，感染已诱发了威胁生命的器官功能障碍，完全符合脓毒症相关脑功能障碍的诊断。文献指出，低血糖已被认为是肺炎和危重患者的一种危急病理生理表现。特别是脓毒症患者，由于 SIRS 的机制，可能抑制肝糖原的合成而致低血糖，最终引起一种脓毒症相关脑功能障碍并伴有高风险的死亡率。尽管这个病例住院不足 4 天死亡，没有执行脑脊液常规检查和血培养应该是一大欠缺。因为痰培养的结果并不能代表血流中的细菌，而且患者的炎症反应重（SIRS>3）并伴有威胁生命的器官衰竭，提示感染的严重性。因此，经验性选择强有力的抗生素（如亚胺培南或美洛培南）或许更为合理。

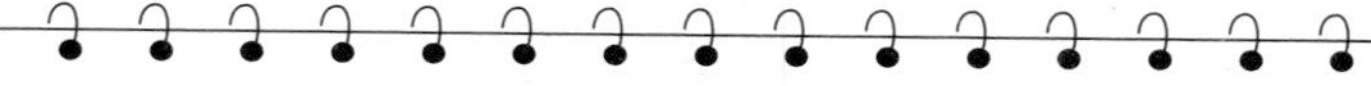

• 小结

这 3 个不明原因昏迷的诊断有明显的差距，主要因为临床医师对高发昏迷的脓毒症和脓毒症相关急性脑衰竭 / 昏迷很陌生。同时，也对感染诱发严重炎症风暴与脑衰竭的机制缺乏认识。因此，遇到昏迷患者要考虑：“有感染吗？有肌钙蛋白 I（必备）伴其他心肌损伤标志物增高吗？”如果有这两条就可以诊断脓毒症相关心血管功能障碍。

参考文献

[1] 童道明, 廖杰芳, 黄声惠, 等. 多因素昏迷发生和发展的临床研究 [J]. 中华急诊医学杂志, 2004, 13: 411–413.

[2] 王光胜, 王少丹, 童道明, 等. 脓毒症相关性脑病是幕上脑出血后病人发生院内昏迷的一个独立风险因素: 一项 261 例患者的回顾性研究 [J]. 中华危重病急救医学, 2016, 28: 723–728.

[3] 廖杰芳, 童道明. 昏迷的鉴别诊断: 昏迷的诊断与处理 [M]. 人民军医出版社, 1992: 196–213.

[4] CRONBERG T, GREER D M, LILJA G, et al. Brain injury after cardiac arrest: from prognostication of comatose patients to rehabilitation [J]. Lancet Neurol, 2020, 19: 611–622.

[5] SAKUMA H, HORINO A, KUKI I. Neurocritical care and target immunotherapy for febrile infection-related epilepsy syndrome [J]. Biomed J, 2020, 42: 205–210.

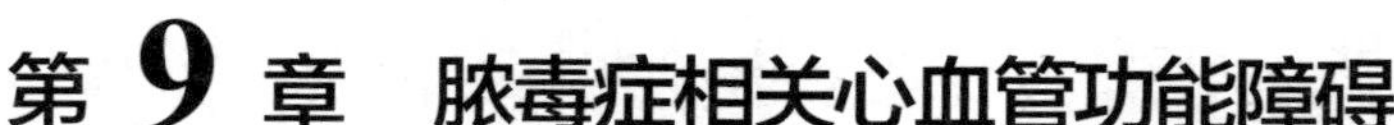

第 9 章 脓毒症相关心血管功能障碍

事实上，脓毒症相关心血管功能障碍包括两个类型：脓毒性休克和非休克脓毒症相关心血管功能障碍。众所周知，脓毒性休克（俗称感染性休克）是脓毒症的一种，以低血压需要血管活性药维持血压在 65mmHg 为表现的特殊类型，其发生率占脓毒症相关心血管障碍的 41.4%，死亡率高达 70%。与此相反，非休克性脓毒症相关心血管功能障碍并未引起临床医师重视，其发病率达 58.6%，容易被漏诊。而且，这些以心血管功能障碍为表现的脓毒症更可能威胁患者的生命。值得注意的是，脓毒症诱导突发心搏骤停并非罕见，预后更差。因此，后两种情况已成为心血管难以捉摸的疑难危重症。下面是 2014—2018 年于医院 ICU 遇到的 4 例典型病例。

一、病例分享

【病例 1】

女，70 岁，因胸闷气喘 1 天入院。既往患有冠心病、心功能不全。查体：体温 36.0℃，脉搏 145/min，呼吸 16/min，血压 92/55mmHg。神志清醒，口唇发绀，颈软，双侧肺底可闻及干啰音，心率 156/min，心律不齐，第一心音强弱不等。腹软，肝脾肋下未扪及。生理反射存在，病理反射未引出。入院当日床边摄片：右肺感染（大片状模糊影）。心电图示心动过速，ST-T异常（Ⅰ、Ⅱ、aVL、V_4、V_5、V_6），室性期前收缩；心脏彩超：射血分数（EF）降低到26%，左心大，左心室壁心肌搏动减弱，二尖瓣关闭不全，主动脉瓣关闭不全，轻度肺动脉高压。当日生化全套：总胆红素71.6μmol/L，白蛋白39.0g/L，丙氨酸转氨酶1033.4U/L，天冬氨酸转氨酶2127.5U/L，尿素19.8mmol/L，肌酐221.0μmol/L，葡萄糖7.71mmol/L，肌酸激酶同工酶71U/L，α-羟丁酸脱氢酶898U/L，乳酸脱氢酶2530U/L，乳酸脱氢酶/羟丁酸2.82。肌钙蛋白I 1.226ng/ml，肌红蛋白167ng/ml。电解质：钾5.35mmol/L，钠127.2mmol/L，氯84.0mmol/L，钙2.05mmol/L。淀粉酶31U/L，C反应蛋白64.0mg/L。白细胞17.6×10^9/L，中性粒细胞82.7%。血气分析：pH 7.251，二氧化碳分压39.6mmHg，氧分压35.1mmHg，氧饱和度54.5%，乳酸7.2mmol/L。初步诊断：感染性休克，心律失常，MODS。次日患者神志恍惚，无创呼吸机辅助呼吸，自主呼吸尚平稳，体温37.9℃，去甲肾上腺素静脉泵入维持血压。入院第3天患者病情加重，中度昏迷（GCS=6分），自主呼吸急促，予气管插管，呼吸机机械通气。体温达39.0℃。肝肾功能：总胆红素114.5μmol/L，直接胆红素40.5μmol/L，间接胆红素74.0μmol/L，白蛋白34.1g/L，丙氨酸转氨酶2383.5U/L，天冬氨酸转氨酶1848U/L，AST线粒体同工酶343.6U/L，γ-谷氨酰转移酶56.1U/L；尿素22.0mmol/L，肌酐175.0μmol/L。C反应蛋白94.1mg/L，降钙素原0.05ng/ml。肌钙蛋白I 2.627ng/ml。根据经验性用药加用舒普深抗感染。升压药应用维持血压在120/60mmHg左右，心率约140/min。患者病情危重，住院第4天，家属要求放弃治疗，自动出院。1 周后随访，患者死亡。

【病例 2】

男，74 岁，因气喘 2 天伴意识不清入院。患者 2 天突发气喘，继而神志不清，家属带至我院，予以气管插管等抢救。有高血压病、气喘、脑梗死病史 5 年，无心脏病史。查体：体温 36.5℃，脉搏 100/min，呼吸 24/min，血压 150/90mmHg，神志恍惚，双侧瞳孔等大等圆，对光反射存在。口唇轻度发绀，颈无抵抗，双肺可闻及湿啰音，心率 100/min，心律不齐，未闻及病理性杂音。肝脾肋下未扪及，双下肢轻度水肿。生理反射存在，病理反射未引出。入院时头颅 CT 示脑内多发梗死、脑桥出血；胸部 CT 示两肺感染，两侧胸腔积液伴左肺部分膨胀不全。血常规：白细胞 17.18×10^9/L，中性粒细胞 96.2%，血小板 74×10^9/L。肌钙蛋白 I 45.4ng/ml，肌红蛋白 1137ng/ml。心电图：窦性心律，ST 段 V_3～V_6 压低＞0.1mV；超声心动图检查示射血分数 41%。初步诊断：急性非 ST 段抬高型心肌梗死（KILLIP Ⅳ级）、脑出血、肺部感染。即日患者因呼吸急促、经皮动脉血氧饱和度下降由心内科转入 ICU，予无创呼吸机辅助呼吸，并使用头孢西丁钠抗感染等综合治疗。血气分析：pH 7.258；二氧化碳分压 61.5mmHg；氧分压 50.4mmHg；乳酸 2.5mmol/L。总胆红素 9.5μmol/L；总蛋白 53.8g/L；尿素氮 14.7mmol/L；肌酐 215.1μmol/L；葡萄糖 11.5mmol/L；总胆固醇 6.13mmol/L；甘油三酯 1.17mmol/L；低密度脂蛋白胆固醇 3.33mmol/L。肌酸激酶 500U/L，肌酸激酶同工酶 91U/L，乳酸脱氢酶 618U/L。凝血酶原时间 10.8s；国际标准化比值 1.00；活化部分凝血活酶时间 27.4s；凝血酶时间 16.5s；纤维蛋白原 4.38g/L；纤维蛋白（原）降解物 2.2mg/L；抗凝血酶Ⅲ 99%；D- 二聚体 0.47mg/L；电解质：钾 4.9mmol/L；

钠 140.0mmol/L；氯 102.5mmol/L。C 反应蛋白 66.2mg/L。床边胸部 X 线片示两肺感染。入院第 3 天血压 130/70mmHg，神志恍惚，双肺可闻及少许湿啰音，心率 80/min，心律齐，肝脾肋下未扪及，四肢肌张力正常，刺激后肢体回缩、生理反射存在，双侧巴宾斯基征阴性。入院第 6 天患者自主呼吸促，予气管插管呼吸机辅助呼吸。复查尿素氮 30.8mmol/L；肌酐 424.0μmol/L。家属拒签肾透析治疗。入院第 11 天，患者仍呈恍惚状态，气管插管呼吸机机械通气。患者家属放弃进一步诊疗，自动出院。1 周后随访，患者死亡。

【病例 3】

男，92 岁，因突发气喘 3h 入院。有高血压病史、脑梗死和冠心病数年。查体：体温 36.0℃，脉搏 103/min，呼吸 35/min，血压 148/84mmHg。神志恍惚，气喘，颈无抵抗，双肺可闻及湿啰音，心率 110/min，心律不齐。肝脾肋下未扪及。双下肢有凹陷性水肿。生理反射存在，病理反射未引出。血常规：白细胞 18.86×10^9/L，中性粒细胞 79.2%，红细胞 4.23×10^{12}/L，血小板 329×10^9/L。心电图示心房颤动，ST-T 异常，频发室性期前收缩；超声心动图：射血分数46%。胸部X线：两肺见片状模糊高密度影，边界模糊，心影大小在正常范围。辅助检查：氧饱和度 84.9%，血气分析：pH7.484，二氧化碳分压 30.7mmHg，氧分压 110.3mmHg，乳酸 4.20mmol/L。B 型钠尿肽 2400pg/ml，肌钙蛋白 I 50.25ng/ml，肌红蛋白 1379ng/ml，肌酸激酶 1085U/L，肌酸激酶同工酶 81U/L，α-羟丁酸脱氢酶 458U/L，乳酸脱氢酶 526U/L，乳酸脱氢酶/羟丁酸 1.15。凝血常规：凝血酶原时间 12.1s，国际标准化比值 1.12，活化部分凝血活酶时间 29.0s，凝血酶时间 15.2s，纤维蛋白原 3.82g/L，抗凝血酶 78%，纤维蛋白（原）降解产物 5.86mg/L，D– 二聚体 0.692mg/L。生化全套：总胆红素 8.0μmol/L，总蛋白 63.9g/L，白蛋白 31.8g/L，丙氨酸转氨酶 44.3U/L，天冬氨酸转氨酶 157.0U/L。尿素 17.1mmol/L，肌酐 200μmol/L，葡萄糖 6.12mmol/L，总胆固醇 3.88mmol/L，甘油三酯 1.36mmol/L，低密度脂蛋白胆固醇 2.58mmol/L。电解质：钾 4.20mmol/L，钠 144.9mmol/L，氯 106.2mmol/L，钙 2.24mmol/L。二氧化碳 18.4mmol/L，B 型钠尿肽 1247pg/ml，白细胞介素 –6 4.52pg/ml，C 反应蛋白 196.8mg/L，降钙素原 4.02ng/ml，乳酸 3.40mmol/L。初步诊断：急性非 ST 段抬高型心肌梗死、肺部感染、呼吸衰竭、心功能不全（Killip Ⅳ级）、冠状动脉粥样硬化性心脏病、高血压病、阵发性房颤。患者入院当日发热达 38.3℃，使用哌拉西林舒巴坦抗感染治疗。入院第 3 天气管插管，呼吸机辅助呼吸。入院第 4 天，血压正常，神志恍惚，气管插管呼吸机辅助呼吸，心率 78/min，心律不齐。患者家属要求自动出院。半个月后随访，患者死亡。

【病例 4】

男，28 岁，因发热伴抽搐半天，心搏、呼吸停止 2h 入院。患者于半天前下夜班后出现发热，体温 37.6℃，当地诊所给予安乃近退热及林可霉素抗感染治疗，输液结束后患者突发四肢抽搐，持续 15min 后抽搐停止、神志转清。后再次出现抽搐、伴意识丧失持续不缓解，家人呼叫 120 来我院，途中颈动脉搏动消失，立即予心脏胸外按压等抢救。2h 前到我院急诊科，患者呼吸消失、频发室颤，立即行心肺复苏术，给予气管插管呼吸机辅助呼吸、多巴胺升压、电除颤及胺碘酮防治心律失常等抢救。抢救时间约 80min，自主心率恢复 105/min。急诊拟心肺复苏术后收入 ICU。既往体健，于

COVID–19暴发期间发病。查体：体温35.6℃，脉搏110/min，呼吸15/min，血压106/64mmHg。深昏迷（GCS＝5分），双侧瞳孔等大等圆，直径2.5mm，对光反射消失。颈软，双肺闻及广泛湿啰音，心律齐，未闻及病理性杂音。肝脾肋下未扪及。四肢疼痛刺激未见肢体回缩，生理反射消失，病理征未引出。入院诊断：心肺复苏术后，心跳、呼吸骤停原因待查：中枢神经系统感染？阿斯综合征？急性心肌炎？流行性感冒？入院次日患者仍深昏迷，呼吸机机械通气，多巴胺＋间羟胺静脉泵入维持血压，冰毯＋冬眠合剂用于亚低温脑保护，胺碘酮静脉泵入纠正心律失常。昨晚间断出现抽搐，予咪达唑仑治疗。辅助检查：床边胸部X线片示两肺感染。床边心脏彩超示：射血分数为51%，心功能减低，二尖瓣关闭不全。血常规：白细胞22.2×10^9/L，中性粒细胞74.5%，淋巴细胞21.1%。肌钙蛋白I 0.013ng/ml，肌红蛋白394.1ng/ml。血气分析：pH 7.243，二氧化碳分压46.0mmHg，氧分压91.3mmHg，乳酸6.0mmol/L，B型钠尿肽80pg/ml，白细胞介素–6 67.81pg/ml。C反应蛋白59.3mg/L，降钙素原22.68ng/ml。肝酶：丙氨酸转氨酶241.9U/L，天冬氨酸转氨酶631.2U/L，AST线粒体同工酶315.7U/L，γ–谷氨酰转移酶96.2U/L，尿素8.5mmol/L，肌酐132μmol/L，尿酸627μmol/L，葡萄糖10.7mmol/L，肌酸激酶6166U/L，肌酸激酶同工酶377U/L，α–羟丁酸脱氢酶807U/L，乳酸脱氢酶1235U/L。电解质：钾3.52mmol/L，钠143.4mmol/L，氯99.5mmol/L，钙2.13mmol/L。淀粉酶280U/L。凝血常规：凝血酶原时间14.6s，国际标准化比值1.36，纤维蛋白（原）降解产物56.38mg/L。入院第2天腰椎穿刺，脑脊液压力350mmHg，无色清亮，葡萄糖5.07mmol/L，氯化物130.1mmol/L，脑脊液蛋白质0.62g/L，白细胞 4×10⁶/L。脑脊液细胞学检查：涂片见白细胞总数偏高，分叶核细胞为主，形态大致正常。治疗继续予呼吸支持、亚低温脑保护、升压、抗感染、抗病毒、抗脑水肿、保护多脏器功能、维持水电解质平衡等对症治疗。第 3 天实验室报告痰培养 2 天无细菌生长。复查胸部 X 线片示两肺感染较前片吸收好转。乙型流行性感冒病毒抗原初筛（－），甲型流行性感冒病毒抗原初筛（－）。单纯疱疹病毒Ⅱ型 IgM 抗体（－），单纯疱疹病毒Ⅱ型抗体 IgG（－），单纯疱疹病毒Ⅱ型 IgM 抗体（－）。单纯疱疹病毒Ⅰ型抗体 IgG（HSV Ⅰ～IgG）阳性，单纯疱疹病毒Ⅰ型抗体 IgM（HSV Ⅰ～IgM）阴性。感染免疫九项：乙型肝炎病毒表面抗原 0.011ng/ml（－），乙型肝炎病毒表面抗体 24.831mIU/ml（＋），乙型肝炎病毒 e 抗原 0.000PEIU/ml（－），乙型肝炎病毒 e 抗体 0.392PEIU/ml（＋），乙型肝炎病毒核心抗体 6.390（＋）PEIU/ml，丙型肝炎病毒核心抗原（－），人类免疫缺陷抗体初筛试验 0.375（－），梅毒螺旋体特异性抗体 0.079（－），丙型肝炎病毒抗体 0.170（－）。入院第 4 天会诊，考虑诊断：心肺复苏术后，中枢神经系统感染，肺部感染，MODS（脑、肺、心、肝、肾、胰腺）。治疗包括抗感染、抗病毒等综合治疗。患者已处于脑水肿期，已加用白蛋白、甘露醇加强脱水治疗。同时继续给予亚低温脑保护。肺部感染已改用舒普深或碳氢酶烯类加强抗感染治疗。入院第 4 天晚上再次反复抽搐，给予咪达唑仑，体温最高 37.4℃，血压 139/92mmHg，中昏迷（GCS＝6 分），双侧瞳孔等大等圆、直径 2.5mm，对光反射迟钝。复查血常规：白细胞 14.4×10^9/L，中性粒细胞 87.5%。总胆红素 16.2μmol/L，白蛋白 41.5g/L，丙氨酸转氨酶 147.1U/L，天冬氨酸转氨酶 280.3U/L，AST 线粒体同工酶 39.9U/L，尿素 10.2mmol/L，肌酐 124μmol/L，肌钙蛋白 I 21.463ng/ml。肌酸激酶 6631U/L，肌酸激酶同工酶 144U/L，α– 羟丁酸脱氢酶 934U/L，乳酸脱氢酶 1136U/L。C 反应蛋白 134.3mg/L，降钙素原 39.72ng/ml。血培养 5 天无细菌生长。入院第 6 天复查脑脊液：无色清亮，葡萄糖 3.51mmol/L，氯 131.8mmol/L，脑脊液蛋白质 0.37g/L，白细胞 10×10^6/L。脑脊液细胞学检查：涂片见少量白细胞，以单个核细胞为主，形态大致正常。脑脊液培养 5 天无细菌生长。肌酸激酶 2488U/L，肌酸激酶同工酶 48U/L，α– 羟丁酸脱氢酶 670U/L，乳酸脱氢酶 801U/L。痰培养示施氏假单胞菌。住院第 10 天，总胆红素 9.3μmol/L，总蛋白 71.4g/L，白蛋白 45.2g/L，丙氨酸转氨酶 66.6U/L，天冬氨酸转氨酶 80.5U/L，AST 线粒体同工酶 16.0U/L，碱性磷酸酶 60.2U/L，γ– 谷氨酰转移酶 39.2U/L，胆碱酯酶 8094U/L，α-L- 岩藻糖苷酶 19U/L，腺苷脱氨酶 6U/L，尿素 10.8mmol/L，肌酐 83μmol/L，葡萄糖 5.46mmol/L。患者仍呈昏迷状态，双侧瞳孔直径 3.5mm，对光反射迟钝，无肢体抽搐。呼吸机机械通气，亚低温持续应用，地西泮持续静脉泵入。血压 120/80mmHg，双肺未闻及明显干湿啰音。心率 90/min，心律齐。肝脾肋下未扪及。四肢肌张力高，刺痛可见双上肢轻微回缩、双下肢回缩差，生理反射减弱，病理反射未引出。住院 20 天，家属要求转上级医院继续治疗。1 个月后随访，患者已成植物人。

二、病例讨论

脓毒性休克是脓毒症的一个亚型，合并循环和细胞、代谢的严重异常，使死亡率大幅增加。脓毒症休克临床诊断标准：脓毒症在足够的液体复苏后仍有下列情况：①需血管活性药物维持平均动脉压≥65mmHg 的持续性低血压；②血乳酸水平仍≥2mmol/L。据此，脓毒性休克的诊断对于大多数临床医师来说并无困难。病例 1 为病情进展快，有严重心力衰竭、脑衰竭、肺衰竭、肝功能衰竭、肾衰竭，是难治性脓毒性休克。尽管液体复苏和血管升压素已被使用。然而，这些旨在维持血压和流向重要器官的血流疗法可能不一定会见效。因此，预防心肌细胞进一步损伤的策略对于改善脓毒症的预后至关重要。在脓毒症引起的心功能不全的众多因素中，由于内源性儿茶酚胺水平升高和外源性儿茶酚胺给药引起的交感神经过度刺激被认为起主要作用。β 受体拮抗药广泛用于缺血性心脏病。在实验性脓毒症动物模型中，它也被证明能恢复心脏功能。在一项单中心随机对照试验中，对感染性休克伴持续性心动过速患者输注艾司洛尔可降低 28 天死亡率。此外，β 受体拮抗药治疗可能对脓毒症患者产生进一步的有益作用，如减少炎性细胞因子的产生，抑制高代谢状态，维持葡萄糖稳态，改善凝血障碍。最近积累的证据表明，β 受体拮抗药可能是改善脓毒症预后的一种有吸引力的治疗方法。

非休克脓毒症相关心血管功能障碍是全球发病率和死亡率高的危重症。多种心肌损伤标志物升高已被证明有助于脓毒症引起的心血管功能障碍的诊断，包括肌钙蛋白 I、肌红蛋白、肌酸激酶同工酶和 α- 羟丁酸脱氢酶。非休克性脓毒症相关心血管功能障碍也可伴有心脏射血分数的降低、心电图 ST-T 异常。病例 2 和病例 3 以突发气喘伴意识不清入院，但实验室检查没有左心大的证据。而且，病例 2 也没有原发心脏病史。尽管考虑急性非 ST 段抬高型心肌梗死似乎没有差错，但精确的病因诊断应是脓毒症引起心血管功能障碍。其关键性诊断证据如下：①肺部感染在先，心脏及多器官功能损害在后；②有 SIRS 的表现，如 SIRS＞2、白细胞介素 –6、C 反应蛋白和其他细胞因子指标明显增高；③多种心肌损伤标志物同时增高和脓毒症相关 SOFA 评分＞4 分，明确提示脓毒症相关多器官衰竭（心、脑、肺、肝、肾）。这种无休克性脓毒症相关心血管功能障碍的病例并非罕见，并可能成为心血管领域的一个疑难危重症，甚至被漏诊。脓毒症引起心血管功能障碍的机制复杂且尚未完全阐明，但与原发性冠心病引起的急性非 ST 段抬高型心肌梗死有显著不同。感染是心血管事件的急促因素，感染致凝作用在无休克的脓毒症相关心血管功能障碍中很常见。凝血病理的范围从高凝状态到急性弥散性血管内凝血。病例 2 和病例 3 都有纤维蛋白原和 D– 二聚体的增高，其结果易致微血管血栓形成。这与微生物及其衍生物一起导致大量凝血酶形成和纤维蛋白沉积。这些物质具有毒性、促炎和促血栓形成特性，从而导致凝血失调发生的心血管血栓形成和缺血性损伤，甚至多器官衰竭。更重要的是，这种危及生命的心血管并发症的关键事件是 SIRS，细胞因子可引起毛细血管漏综合征或内皮细胞损害，导致心肌功能和多器官功能障碍。了解这些脓毒症相关发病机制可能对无休克性脓毒症相关心血管功能障碍的诊断和治疗具有重要意义。因为心肌损伤多发生在脓毒症的早期阶段。因此，需要早期对感染者进行预防和干预。

病例 4 也是心血管方面的疑难病例，牵涉突然心搏骤停的原因问题。此患者起始 SIRS＝3，并有证实肺部感染和多器官衰竭，这些是诊断脓毒症的关键性证据。但更为重要的是突然心搏骤停的病因何在？笔者认为，以下几种情况必须考虑：①患者是在林可霉素输液结束后突发心搏骤停，持续 15min 后神志转清？虽然林可霉素引起心搏骤停已有报道，后来停用林可霉素再次出现心搏骤停伴持续不缓解，不支持林可霉素诱导心搏骤停。②是急性心包炎引起的心搏骤停吗？患者无心包摩擦音，心脏彩超没有提示心包腔积液，不支持急性心包炎的诊断。③原发心脏病引起急性心肌梗死？急性心肌梗死是由于长期心肌缺血导致的心肌细胞死亡。这个年轻人没有心脏病史，心电图也没有急性心肌梗死的特征。因此，急性心肌梗死引起心搏骤停可以除外。④脓毒症诱导急性心肌损伤 / 心血管功能障碍：患者入院前有发热，入院胸部 X 线片证实有双侧肺感染，白细胞 22.2×10^9/L，提示细菌感染的可能。尽管已进行了流感、单纯疱疹病毒，以及感染免疫九项的检查未发现明显病毒感染，但其他病毒包括巨细胞病毒、疱疹病毒 -6、带状疱疹病毒等都没有检查。文献指出，50%～80% 的健康成年人经常无症状地感染巨细胞病毒，当机体处于应激状态时，这些潜伏在体内的病毒可被重新激活。于是，合并病毒感染不能排除。这位患者两次脑脊液检查有蛋白质和白细胞数增高，强烈提示脑炎的诊断。这个发现支持该病例的急性心肌损伤要么是来自细菌或病毒的感染，要么是多重感染。另有文献指出，大约 11.8% 无潜在心血管病死亡的患者有心肌损伤、心肌炎、心肌病，甚至心搏骤停。多种心肌损伤标志物升高表明心脏损伤，但不能确定其原因。然而，这个患者先有感染，这一点是脓毒症引起的心肌损伤 / 心肌炎诊断的关键性证据。这个关键性证据强烈支持该患者心搏骤停是感染诱导心血管功能障碍。

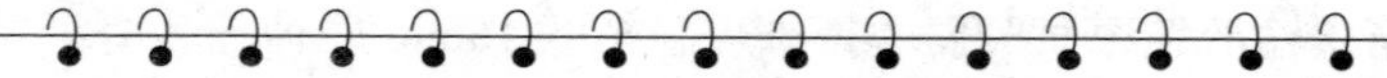

• 小结

脓毒性休克和非休克性脓毒症相关心血管功能障碍并非罕见，它是心血管领域的一个高死亡的疑难危重症。非休克性脓毒症相关心血管功能障碍和脓毒症诱导心搏骤停没有被临床医师充分认识，特别是脓毒症诱导心搏骤停的研究甚少，其发病率可能被严重忽视。非休克性脓毒症相关心血管功能障碍和脓毒症诱导心搏骤停的诊断必须先有感染，继之有多种心肌损伤标志物水平同时升高。因此，在疑难病例讨论时，必须确认：患者有感染吗？有脓毒症相关一种以上心肌损伤标志物水平升高吗？如果有这两条就可诊断脓毒症。而且，还需确认：做血培养吗？脑脊液检查了吗？这些对指导脓毒症的治疗都很重要。此外，对脓毒症伴急性非 ST 段抬高型心肌梗死或心搏骤停的患者，尤其是有原发冠心病的患者，早期冠状动脉造影和血运重建，可能有益于复苏后的管理。

参考文献

[1] SUZUKI T, SUZUKI Y, OKUDA J, et al. Sepsis-induced cardiac dysfunction and β-adrenergic blockade therapy for sepsis [J]. J Intensive Care, 2017, 5: 22.

[2] WU L, O'KANE A M, PENG H, et al. SARS-CoV–2 and cardiovascular complications: From molecular mechanisms to pharmaceutical management [J]. Biochem Pharmacol, 2020, 178: 114114.

[3] GIROTRA S, CHAN P S, BRADLEY S M. Post-resuscitation care following

out-of-hospital and in-hospital cardiac arrest [J]. Heart, 2015, 101: 1943-1949.

[4] COLON HIDALGO D, MENICH B E, LOVETT S, et al. The incidence and characteristics of bacteremia in cardiac arrest [J]. Heart Lung, 2022, 52: 106–109.

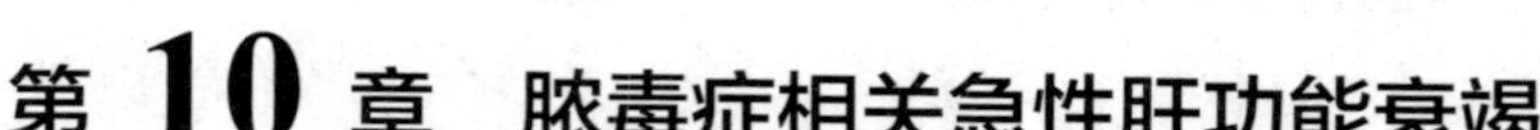

第 10 章　脓毒症相关急性肝功能衰竭

急性肝功能衰竭是一种威胁生命的灾难性疾病，它被定义为一种凝血病（国际标准化比率≥1.5）和预先没有肝病的急性脑功能障碍，持续时间少于 26 周。药物和毒素占急性肝功能衰竭病例的大多数，其次是急性甲型病毒性肝炎和乙型病毒性肝炎。尽管临床调查表明，在急性肝功能衰竭病例中，15%～20% 的病例找不到可识别的病因。然而，脓毒症相关急性肝功能衰竭并非罕见，大约占 ICU 中脓毒症的 30%，而且脑水肿是脑衰竭的常见表现。下面介绍 2015—2018 年医院 ICU 遇到的 3 个典型病例，以供大家对脓毒症引起的急性肝功能衰竭进行研究。

一、病例分享

【病例 1】

女，59 岁，因头痛、发热 2 天，伴昏迷 2h 急诊入院。既往有高血压及糖尿病史多年，但没有预先药物中毒、自身免疫性疾病和慢性肝病。入院前 2 天表现为头痛、发热波动在 38～39℃，2h 前伴昏迷及左侧肢体抽搐。体格检查：体温 38℃，脉搏 155/min，呼吸 35/min，血压 167/90mmHg。巩膜无黄染，左侧扁桃体红肿。浅昏迷（GCS＝7 分），脑膜刺激征（－），病理反射未引出。入院当天实验室显示：肝肾功能正常，中性粒细胞 82.3%，血糖 30.0mmol/L，血酮体（+），血 pH 7.352，氧分压 69.4mmHg，二氧化碳分压 24.2mmHg，乳酸 5.9mmol/L，肌钙蛋白 0.33ng/ml，肌红蛋白 147.1ng/ml。颅脑 CT 显示弥漫性细胞毒性脑水肿。初步诊断：糖尿病酮症酸中毒，急性扁桃体炎，脑水肿原因待查？入院初采用了抗感染、抗脑水肿及静脉胰岛素治疗。入院第 3 天，意识转为模糊不清，但皮肤巩膜黄染，且仍发热 38.8℃，呼吸急促，两肺可闻及湿啰音，肝脾未扪及。实验室：甲状腺功能三项除三碘甲状腺原降低至 1.12nmol/L 外，其他二项均正常。炎症指标包括白细胞、C 反应蛋白、降钙素水平明显增高。入院第 5 天，实验室检查显示肝功能严重受损（表 10–1），腹部 CT 检查无胆石症、胆囊炎及预先肝病证据。血培养出科氏葡萄球菌解脲亚种。病程中出现多器官功能衰竭（肝、肺、肾、心、脑），尤其以严重胆汁淤积性肝损伤为主要表现。于是，脓毒症相关急性肝功能衰竭明确诊断。最后，患者住院 8 天，意识转清。总胆红素 20.4μmol/L。病情好转出院。

【病例 2】

男，68 岁，因突发轻微谵妄 1h 被转诊到我院 ICU，既往有高血压病史，但没有预先存在的肝病、药物中毒或自身免疫性疾病。入院前最初表现为言语错乱，急诊头部 CT 示右侧顶叶脑出血伴中线左侧偏移。体格检查：体温 36.8℃，脉搏 106/min，呼吸 26/min，血压 190/90mmHg，意识模糊（GCS＝12 分）。巩膜无黄染。白细胞 4.1×10^9/L，红细胞压积 36.7%，肌酐 101μmol/L，尿素 3.4mmol/L，血糖 22mmol/L，钾 4.1mmol/L，钠 136.7mmol/L，总胆红素 17.4μmol/L，丙氨酸转氨酶 43U/L。入院第 3 天，患者发展到昏迷（GCS＝6分），皮肤和巩膜黄染，腹部CT无胆石症、胆囊炎及预先肝病证据，胸腔CT显示双侧肺炎。与此同时给予了抗生素治疗。实验室显示肝功能严重受损，总胆红素131.4μmol/L，直接胆红素83.7μmol/L，转氨酶135.2U/L，国际化标准比值1.59（表10–1）。没有病毒性肝炎（甲型、乙型、丙型、丁型、戊型）的血清学证据。但伴有感染指标，如白细胞、C反应蛋白、降钙素增高，而且呼吸衰竭需要机械通风。临床过程出现多器官功能衰竭（肺、肝、心、脑），尤其是严重胆汁淤积性肝损伤。血细菌学培养显示金黄色葡萄球菌生长。于是，脓毒症相关急性肝功能衰竭明确诊断。住院第8天，病情进一步加重，抢救无好转，死亡出院。

【病例3】

女，62岁。因头部外伤1h伴持续昏迷急诊入院。既往（－），无药物过敏或自身免疫性疾病史。入院体查：体温36.5℃，脉搏110/min，呼吸19/min，血压105/72mmHg，昏迷状态（GCS＝6分），瞳孔大小不等，对光反射不灵，心肺听诊无明显异常，肝脾未扪及。四肢痛刺激无反应。入院脑＋胸＋腹部CT检查提示：重型颅脑损伤，脑挫裂伤，创伤性蛛网膜下腔出血，肺挫伤，胸腔积液。入院后血压和经皮动脉血氧饱和度低，给予血管活性药物和扩容维持血压，气管插管改善通气。入院后第2天患者表现发热（38.8℃）、呼吸浅快（21/min），深昏迷（GCS＝5分）和明显黄疸。胸CT复查显示双侧肺炎，腹部CT无胆石性胆囊炎及预先肝病证据。实验室参数（表10–1），没有病毒性肝炎（甲型、乙型、丙型、丁型、戊型）的血清学证据。即日加用头孢哌酮舒巴坦钠1.0g，2次/日，静脉滴注和抗脑水肿治疗，但高热持续6天不下降，一直昏迷不醒。伴有炎症指标，如白细胞、C反应蛋白、降钙素增高。血培养 5 天未见细菌生长。病程中出现多器官功能衰竭（肝、肺、肾、心、脑），尤其是胆汁淤积性肝损伤为主要表现。于是，脓毒症相关急性肝功能衰竭的诊断得到了明确。患者住院 13 天，抢救无效，死亡出院。

表 10-1　患者的实验室参数和参考值范围

实验室参数	正常范围	病例 1	病例 2	病例 3
血红蛋白（g/dl）	13.7～17.2	12.7	12.7	12.9
血小板（$\times 10^9$/L）	140～320	45	93	68
国际化标准比值	0.8～1.2	1.91	1.59	1.87
凝血酶时间	24.4～32.4	23.1	24.6	23.4
凝血酶原时间	11～15	20.2	20.1	20.5
抗凝血酶Ⅲ（%）	70～120	35	35	53
肌酐（μmol/L）	57～111	125	101	670.6
尿素氮（mmol/L）	3.6～9.5	41.6	3.9	42.6
丙氨酸转氨酶（U/L）	＜50	3320	135.2	629
天冬氨酸转氨酶（U/L）	＜50	6715	446.3	342
总胆红素（μmol/L）	0～26	36.1	131.4	203
乳酸脱氢酶（U/L）	100～247	846	897	1979
羟丁酸脱氢酶（U/L）	72～182	219	753	1577
肌酸激酶（U/L）	26～196	278	283	3240
肌酸激酶同工酶（U/L）	0～25	30	37	60
碱性磷酸酶（U/L）	25～124	241	182	253
γ- 谷氨酰转移酶（U/L）	10～55	66.1	59	71.3
乙肝病毒表面抗原		＜1∶40	＜1∶40	＜1∶40
乙肝病毒表面抗体		＜1∶40	＜1∶40	＜1∶40

续表

实验室参数	正常范围	病例 1	病例 2	病例 3
乙肝病毒 e 抗原		＜1∶40	＜1∶40	＜1∶40
乙肝病毒 e 抗体		＜2.0	＜2.0	＜2.0
乙肝病毒核心抗体		50	50	50
丙肝 IgM 抗体		阴性	阴性	阴性
丙型肝炎病毒 RNA（U/ml）		阴性	阴性	阴性
抗戊型肝炎病毒 IgG		阴性	阴性	阴性
丁型肝炎病毒 IgM 抗体		阴性	阴性	阴性
戊肝 IgM 抗体		＜12	＜12	＜12
戊型肝炎病毒（HEV-RNA）		阴性	阴性	阴性
抗戊型肝炎病毒 IgG		阴性	阴性	阴性
甲肝病毒 IgM 抗体		阴性	阴性	阴性

二、病例讨论

尽管病例 1 入院初步诊断为糖尿病酮症酸中毒，病例 2 为脑出血，病例 3 为重型颅脑损伤，但由于入院前后伴有感染，导致脓毒症的发生。此 3 例患者脓毒症诊断的关键性证据如下：①肺部感染在先；②有 SIRS 的表现，如 SIRS＞2、C 反应蛋白和其他细胞因子指标明显增高，病例 1 和病例 2 有阳性血培养；③病程中表现有脓毒症相关 MODS（肝、脑、心、肺、肾）。然而，脓毒症相关急性肝功能衰竭是此 3 例患者的突出表现。脓毒症相关急性肝功能衰竭被定义为感染引起的威胁生命的急性肝细胞坏死。其主要表现是明显黄疸、凝血障碍（INR＞1.5）、肝酶水平升高和脑水肿。炎症风暴导致的内皮细胞损伤是其主要发病机制，伴有多器官功能衰竭是其临床特征。此 3 个病例考虑急性肝功能衰竭的根据是：①急性意识障碍伴深黄疸（胆红素浓度＞33.0μmol/L）和凝血障碍（INR＞1.5），有肝酶（包括胆汁淤积性肝酶）增高；②影像学病例 1 有弥漫性脑水肿，所有病例腹部 CT 无胆石性胆囊炎及预先肝病证据；③无预先存在肝病史和药物中毒史；④没有自身免疫性肝炎，病毒性肝炎（甲型、乙型、丙型、丁型、戊型）证据。然而，急性肝功能衰竭作为一种急性肝性脑病来研究，一方面，没有脑电图检查来预测预后和指导治疗；另一方面，没有进行脑脊液分析以排除血流转移性脑炎。

尽管脓毒症相关肝功能不全的病理生理至今仍不十分清楚，脓毒症期间肝功能障碍的诊断基于胆红素浓度＞33.0μmol/L 不能视为反映复杂肝功能的唯一参数。脓毒症可引起的胆汁淤积性肝酶升高（包括胆碱酯酶和 γ– 谷氨酰转移酶）、低蛋白血症和凝血障碍等。在临床实践中，没有标准化的指标可以对急性肝功能衰竭的预后进行早期、明确的预测。脓毒症相关急性肝功能衰竭的死亡率仍在 40%~90% 或以上。随着 SSC 指南的更新，强调对有怀疑感染患者在到达 ICU 最初 1h 内启动抗感染治疗，因为延迟抗感染治疗可明显增加死亡率。这个方案在病例 1 可能得到落实。相反，病例 2 和病例 3 没有及时执行，这可能是导致病情难以控制的因素之一。在过去的 20 年里，肝移植被认为是一种可改善急性肝功能衰竭生存的有效疗法，但由于不能及时找到合适的器官供体，使得这项技术受到限制。新近的研究证实，ECMO 治疗可改善脓毒症相关急性肝功能衰竭的预后和生存率，与肝移植相比希望有更大的适应和发展空间。

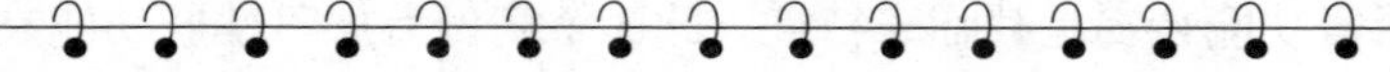

- **小结**

脓毒症相关急性肝功能衰竭在 ICU 中的死亡率为 40% 至 90% 以上。由于精神状态改变和呼吸加快是常见的早期症状，因此被视为早期启动抗感染治疗的理由。一旦发生黄疸，必须确认：是脓毒症相关急性肝功能衰竭吗？脑＋胸＋腹影像情况怎样？血培养完成了吗？脑电图和脑脊液检查了吗？这些对挽救生命都非常重要。

参考文献

[1] WOŹNICA E A, INGLOT M, WOŹNICA R K, et al. Liver dysfunction in sepsis [J]. Adv Clin Exp Med, 2018, 27 (4): 547–551.

[2] LELUBRE C, VINCENT J L. Mechanisms and treatment of organ failure in sepsis [J]. Nat Rev Nephrol, 2018, 14 (7): 417–427.

[3] PATHIKONDA M, MUNOZ S J. Acute liver failure [J]. Ann Hepatol, 2010, 9: 7–14.

[4] AARON B O, IRENE L, ELIO A, et al. Altered liver function in patients undergoing veno–arterial extracorporeal membrane oxygenation (ECMO) therapy [J]. Minerva Anestesiol, 2017, 83: 255–265.

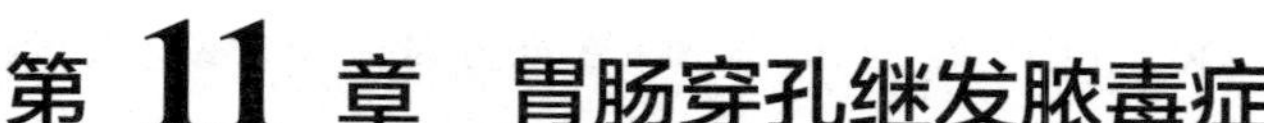

第 11 章　胃肠穿孔继发脓毒症

脓毒症最初被定义为全身炎症反应综合征（SIRS），后来在临床实践中发展到将器官衰竭包括在脓毒症的定义之中。在过去的 20 年里，SIRS 的标准一直被广泛用于筛查脓毒症的工具。尽管 Kaukonen 等曾将脓毒症分为两种临床类型，即 SIRS 阳性脓毒症（≥2 个 SIRS 标准）和 SIRS 阴性脓毒症（<2 个 SIRS 标准），但更多的小型研究发现，SIRS 阴性脓毒症的比例非常高。于是，SIRS 几乎成为识别脓毒症最具有争议的问题。直到现在，使用 SIRS 的标准筛查感染 / 脓毒症仍有争议。

胃肠穿孔是个外科急症，胃肠穿孔后脓毒症患者发病率和死亡率，以及临床特征的研究尚少。这里，我们使用 SIRS 和 SOFA 评分筛查了胃肠穿孔后脓毒症的情况。我们的目的是探讨胃肠穿孔后脓毒症的发病率、临床特征和预后。

一、资料和方法

63 例胃肠穿孔的病例资料来自徐州医科大学附属沭阳医院普外科（2014 年 1 月 1 日至 2017 年 4 月 30 日）。所有数据均取自电子病历。所有患者入院都有急性腹痛和腹膜炎的体征，入院时腹部 CT 或腹部平片检查显示胃肠穿孔的部位和膈下游离气体或手术探查证实诊断。患者在住院 3h 内自动出院或实验室资料不全或入院 24h 内转院者被排除在外。

（一）脓毒症的诊断标准

有疑似或证实的感染，同时有 SOFA 评分符合一个或多个器官衰竭标准。脓毒症排除标准：①无感染的患者；②非感染相关器官衰竭；③从发生胃肠道症状到住院的时间＞96h。

（二）SIRS 的定义标准

以下标准用于定义 SIRS：①体温＞38℃或＜36℃；②心率＞90/min；③呼吸急促＞20/min 或 PCO_2＜32mmHg；④＞12.0×10^9/L 白细胞＜4.0×10^9/L 或＞10% 幼细胞。≥2 项 SIRS 标准为 SIRS 阳性脓毒症，＜2 项 SIRS 标准为 SIRS 阴性脓毒症。脓毒症相关器官衰竭被定义为 SOFA 评分≥2 对于特定器官。以下指标被视为等同于 SOFA 评分≥2 对于特定器官（0～4 分），分数越高表示器官衰竭越严重：脓毒症相关脑衰竭，GCS＜13 分；呼吸衰竭：胸部 X 线片显示双侧浸润，动脉氧分压和吸入氧分压比（PaO_2/FiO_2）≤300，或者需要补充氧气以维持＞90% 的血氧饱和度；循环衰竭：低血压和收缩压＜90mmHg，平均动脉压＜65mmHg 或收缩压下降＞40mmHg；肝功能衰竭：血清总胆红素＞33μmol/L；肾衰竭：肌酐为 171μmol/L；胃肠道功能衰竭：伴有肠鸣音消失或高度腹胀；凝血障碍：血小板≤100×10^9/L。

（三）预后分析

最初 30 天需做格拉斯哥预后量表扩展（GOSE）评分。如果患者住院少于 30 天且死于出院后，GOSE 信息需通过电话从患者家属访谈中获得。

（四）统计方法

每组的结果表示为均值 ± 标准差或中位数（IQR），*n*（%）表示定性值。使用 t 检验比较连续变量。采用卡方检验和 Pearson 相关系数来探讨基线变量之间的关系。如果多变量调整后的风险比（RR）和 95%CI 在单变量分析中显著，则使用逻辑回归模型进行估计，或使用 Cox 比例风险模型来检查败血症的基线状态。如果 P 值<0.05，则患者之间的差异被认为是显著的。

（五）结果

在 63 例患者中，有 5 名患者被排除，其中 2 名患者因在第 1h 内死亡，2 名患者的临床数据不完整，1 名患者被转外院。最后，实有 58 例胃肠道穿孔患者被纳入研究，占同期住院患者的 1.7%。58 例患者的中位年龄为 60 岁（范围为 49—75 岁），74.1% 为男性患者。胃肠道穿孔患者的基线特征如表 11-1 所示。最常见的穿孔部位是十二指肠球部和胃窦，最常见的穿孔原因是溃疡。

表 11-1　胃肠道穿孔患者的基线特征（*n*=58）

基线特征	值
性别：男性（例，%）	43，74.1
年龄［岁，中位（范围）］	60，（49～75）
发病至入院时间［h，中位（范围）］	6，（2～96）
首发症状和体征	**例，%**
急性腹痛	54，93.1%
发热	3，5.2%
腹泻、呕吐	1，1.7%

续表

基线特征	值
腹膜刺激	58,100.0%
胃肠穿孔部位	**例,%**
十二指肠球部	22,37.9
胃窦	15,25.9
小肠	7,12.1
结肠	3,5.2
阑尾	2,3.4
未明	9,15.5
胃肠穿孔原因	**例,%**
溃疡	40,68.9
非特异性	10,17.3
外伤	3,5.2
肿瘤	2,3.4
炎症	2,3.4
药物性	1,1.7
继发性腹膜	58,100.0
影像学检查结果	**例,%**
B 超提示腹腔积液	39,67.2
腹部平片示膈下游离气体	41,70.7
腹部 CT 提示胃肠穿孔	17,29.3
治疗情况	**值**
入院至手术时间[h,中位(范围)]	10.0,(10～36.0)
抗生素+腹腔镜手术+引流(例,%)	43,74.1
非手术治疗(例,%)	15,25.9

胃肠道穿孔的临床表现如表 11–2 所示。22 例（37.9%）胃肠穿孔从发病到诊断脓毒症（包括脓毒性休克）的中位时间为 8.5h。其中，有 18 例（81.8%，18/22）的脓毒症患者的临床表现只符合 0～1 项 SIRS 的标准，但都有腹腔内感染，包括胃肠道穿孔附近的腹膜炎和腹膜后脓肿的证据。而且，存在单个或多个脓毒症相关器官衰竭各占 50%。其中 11 例单个器官衰竭的脓毒症在最初被漏诊。22 例脓毒症患者 30 天内 GOSE 评分为 1 分为 7 例，伴有死亡率为 31.8%。其中 3 例死于 ICU，4 例死在出院后 1～4 周。在 18 例 SIRS 阴性脓毒症患者中，有 8 例患者为单器官衰竭（其中 5 例在 30 天内死亡）。

表 11–2　胃肠穿孔继发脓毒症的临床特征（22 例）

临床特征	值
性别(例,%)	18,81.8
年龄(岁)(均数 ± 标准差)	68.7 ± 15.9
发病到脓毒症发生的时间[小时,中位(范围)]	8.5,(3～22.0)
证实感染(例,%)	15,68.2
怀疑感染(例,%)	7,31.8
体温(＞38℃)(例,%)	2,9.1
脉搏(＞90 次)(例,%)	6,27.3
呼吸(＞20 次)(例,%)	3,13.6
白细胞(＞12.0×10^9/L)(例,%)	10,45.5
符合 0～1 项 SIRS 标准(例,%)	18,81.8
符合 2 项 SIRS 标准(例,%)	4,18.2

续表

临床特征	值
脓毒症相关器官衰竭的临床表现	
急性脑功能障碍(例,%)	9,40.9
休克(例,%)	10,45.5
呼吸衰竭(例,%)	2,9.1
肾衰竭(例,%)	3,13.6
肝功能衰竭(例,%)	9,40.9
凝血功能障碍(例,%)	1,4.5
胃肠衰竭(例,%)	7,31.8
多器官功能衰竭(例,%)	11,50.0
SOFA 评分(均数 ± 标准差)	5.6 ± 3.2
GOSE＝1 分(30 天死亡率,%)	7,31.8

GOSE＝格拉斯哥预后扩展评分（1 分＝死亡；2 分＝植物状态；3 分＝严重残疾；4～8 分＝良好恢复）

胃肠穿孔伴有脓毒症与不伴脓毒症患者的临床特征比较见表 11–3。在 22 例伴有脓毒症（包括脓毒性休克）患者的年龄、血糖、乳酸、SOFA 评分、ICU 住院时间和 30 天死亡率均明显高于 36 例胃肠穿孔不伴脓毒症患者，而平均动脉压、格拉斯哥昏迷评分（GCS）、格拉斯哥预后评分（Glasgow outcome scale，GOS）均低于胃肠穿孔不伴脓毒症者（$P<0.05$）。两组男性比例、发病至入院时间、感染情况、体温、心率、呼吸、白细胞、SIRS 符合标准、C 反应蛋白水平、腹腔镜手术治疗例数、总住院时间等比较均无明显差异（$P>0.05$）。

表 11-3　胃肠穿孔伴有脓毒症与不伴脓毒症的临床特征

变量	胃肠穿孔伴脓毒症(22 例)	胃肠穿孔不伴脓毒症(36 例)	*P* 值
男性(例,%)	18,81.8	25,69.4	0.365
年龄(岁)(均数 ± 标准差)	68.7 ± 15.9	56.1 ± 17.2	0.019
发病到入院时间(h)(均数 ± 标准差)	14.2 ± 11.3	12.4 ± 11.8	0.772
证实感染(例,%)	15,68.2	25,69.4	1
怀疑感染(例,%)	7,31.8	9,25.0	0.673
体温(℃)(均数 ± 标准差)	36.7 ± 0.9	36.9 ± 0.7	0.398
脉搏(/min)(均数 ± 标准差)	84.6 ± 11.9	85.1 ± 17.1	0.901
呼吸(/min)(均数 ± 标准差)	19.8 ± 3.2	20.8 ± 110.1	0.644
白细胞($\times 10^9$/L)(均数 ± 标准差)	12.1 ± 5.6	10.8 ± 3.4	0.274
符合 SIRS 标准(项)(均数 ± 标准差)	1.0 ± 0.7	0.6 ± 0.3	0.232
C 反应蛋白(mg/L)(均数 ± 标准差)	127.4 ± 73.4	107.0 ± 72.9	0.335
血糖(mmol/L)(均数 ± 标准差)	6.9 ± 2.3	5.9 ± 1.2	0.039
乳酸(mmol/L)(均数 ± 标准差)	2.9 ± 1.3	1.2 ± 0.7	0.004
平均动脉压(mmHg)(均数 ± 标准差)	83.6 ± 18.7	100.0 ± 14.3	0
腹腔镜手术治疗(例,%)	15,68.2	28,77.8	0.539
SOFA(分)(均数 ± 标准差)	5.6 ± 3.2	0.5 ± 0.4	0
GCS(分)(均数 ± 标准差)	12.8 ± 3.5	14.5 ± 0.5	0
总住院时间[天,中位(范围)]	9(1～59)	10(6～20)	0.99
ICU 逗留时间[天,中位(范围)]	1(0～4.0)	0.1(0～2.0)	0
GOSE 评分(分)(均数 ± 标准差)	3.5 ± 1.9	4.9 ± 0.2	0
30 天死亡率(例,%)	7,31.8	0,0	0

GCS. 格拉斯哥昏迷评分（13～14 分＝轻微谵妄；10～12 分＝严重谵妄或嗜睡；6～9 分＝昏睡 / 昏迷；＜6 分＝深昏迷）；GOSE＝格拉斯哥预后扩展评分（1 分＝死亡；2 分＝植物状态；3 分＝严重残疾；4～8 分＝良好恢复）

最终，多因素Cox回归分析显示，只有低平均动脉压和低GCS分是影响胃肠穿孔伴脓毒症30天死亡的危险因素（表11–4）。

表11–4 胃肠穿孔伴脓毒症30天死亡的危险因素的多因素Cox回归分析

危险因素	相对危险度	95%CI	*P*值
GCS≤12分	0.896	0.395～0.866	0.007
平均动脉压<90mmHg	0.585	0.815～0.984	0.022

二、评论

本研究所有胃肠穿孔患者的诊断均被腹部立位X线、腹部CT或腹腔镜证实。结果表明，最常见的穿孔部位是十二指肠球部和胃窦，最常见的穿孔原因是溃疡。尽管本研究发现胃肠穿孔的患病率仅占同期住院患者的1.7%，但胃肠穿孔可引起腹膜后深部脓肿或积脓，甚至导致脓毒症。早先的研究证实，脓毒症最常见的来源是胸部感染，第二个常见来源是腹腔感染。而腹腔感染最常见的原因是胃肠穿孔。当前的研究表明，胃肠道穿孔相关脓毒症患病率为37.9%（22/58），略低于国外报道的43.5%。

早先的研究把符合2项或2项以上SIRS表现视为预测脓毒症的标准。而且，一项大型多中心研究证实，脓毒症的临床表现符合2项或2项以上SIRS标准者占87.9%，符合0～1项标准的仅占12.1%。本研究结果表明，仅符合0～1项SIRS标准的脓毒症高达81.1%，提示大多数胃肠穿孔引起的脓毒症更可能没有SIRS的临床表现，包括没有发热和脉搏加快，甚至没有白细胞的升高。

鉴于胃肠穿孔引起的脓毒症没有明显 SIRS 表现目前尚无满意解释。早先的研究认为，这种情况可能与患者感染部位深或存在免疫抑制有关。本研究中患者没有可能导致免疫抑制的特定潜在共病，如肝硬化、慢性阻塞性肺疾病（chronic obstructive pulmonary disease，COPD）、糖尿病和潜在恶性肿瘤或使用任何免疫抑制剂。虽然胃肠道是人体内最大的免疫器官，胃肠穿孔诱导免疫抑制尚不清楚。当前的研究表明，尽管胃肠穿孔后脓毒症少有 SIRS 的表现，但均有怀疑或证实的腹腔感染。而且均有脓毒症相关器官衰竭（达 50%），包括急性脑衰竭（嗜睡或昏迷）、脓毒性休克、实验室提示存在不同程度的肝、肾衰竭。可见，急性器官衰竭是脓毒症的主要临床表现，没有 SIRS 表现并不能排除脓毒症的存在。然而，本系列胃肠穿孔病例，被漏诊的脓毒症患者高达 50%，其主要原因是对脓毒症威胁生命的脑、肝、肾衰竭的临床表现未引起重视。

本研究结果表明，胃肠道穿孔后 SIRS 阴性脓毒症的死亡率为 31.3%。Cox 比例分析证实，感染性休克和脓毒症相关脑衰竭是胃肠道穿孔后 SIRS 阴性脓毒症患者死亡的两个独立危险因素。在这组胃肠穿孔患者中，SIRS 阴性脓毒症相关脑衰竭中有 83.3%（5/6）的患者死于脓毒症休克。

尽管先前的研究表明，感染可增加急性脑缺血的风险，但全脑缺血最常见的原因是严重低血压，而微循环障碍是脓毒症实验模型的主要发病机制。脓毒性休克和脓毒性脑衰竭不良结局的机制可能与全脑缺血有关，全脑缺血可导致广泛的皮质下白质损伤，或导致多灶性坏死性白质脑病。这种白质脑病本质上是一种脓毒症相关性脑病，死亡率高达 51.0%～71.9%。然而，先前公布的数据表明，符合 2 个或 2 个以上 SIRS 标准且无感染性休克的脓毒症相关性脑病在脑成像上更有可能出现血管源性脑水肿。先前的动物模型也表明脓毒症会导致血脑屏障的脑血管通透性改变。因此，在某些情况下，SIRS 阴性脓毒症相关性脑病的病理机制可能与 SIRS 阳性脓毒症相关性脑病的病理机制不同，但这种可能的差异需要进一步研究。

据知，以前很少有研究报道 SIRS 阴性脓毒症的高发病率与胃肠穿孔相关并影响其预后。已发表的指南表明，如果诊断没有延误，早期启动抗生素治疗，脓毒症患者的死亡率可能会降低到 30% 以下。

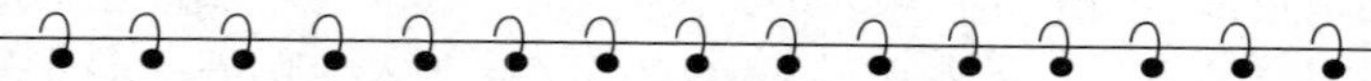

• 小结

胃肠穿孔后脓毒症患病率为 37.9%，死亡率为 31.3%。脓毒性休克和急性脑功能障碍与死亡密切相关。尽管本研究发现 SIRS 阴性的脓毒症高达 81.1%，由于仅局限于单一中心和单一病种的筛查，并不能否定 SIRS 的广适性价值。然而，这一点支持没有全身炎症反应并不能排除脓毒症。因此，临床上遇到没有发热的休克患者，也必须进行血培养和其他体液培养检查，以避免延迟早期启动抗感染治疗而威胁患者的生命。

参考文献

[1] 周业庭, 叶松, 张立飞, 等. 急性胃肠穿孔继发脓毒症的临床特征和预后影响因素评价 [J]. 中国中西医结合急救杂志, 2017, 24: 460–464.

[2] ZHOU Y T, TONG D M. Systemic Inflammatory Response Syndrome (SIRS) and the Pattern and Risk of Sepsis Following Gastrointestinal Perforation [J]. Med Sci Monit, 2018, 24: 3888–3894.

[3] LEPPÄNIEMI A, KIMBALL E J, DE LAET I, et al. Management of abdominal sepsis–a paradigm shift？ [J]. Anaesthesiol Intensive Ther, 2015, 47: 400–408.

[4] OSIAN G, VLAD L, IANCU C, et al. Non–ulcerous duodenal perforations: A clinical analysis of 23 cases [J]. Chirurgia (Bucur), 2011, 106 (3): 321–325.

[5] WEBER G F, SWIRSKI F K. Immunopathogenesis of abdominal sepsis [J]. Langenbecks Arch Surg, 2014, 399: 1–9.

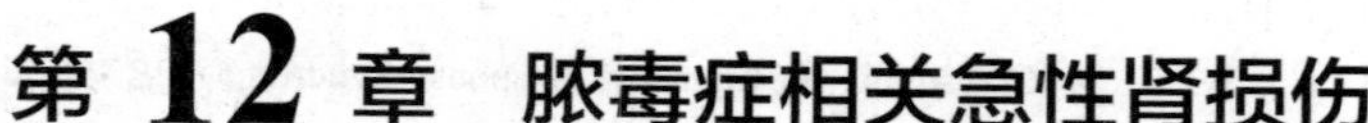

第 12 章 脓毒症相关急性肾损伤

ICU 脓毒症相关急性肾损伤（acute kidney injury，AKI）的患病率占脓毒症的 33.2%～47%。被视为一种与死亡率增高或进展为慢性肾病的公共卫生问题。AKI 是危重患者的常见并发症，也是脓毒症或脓毒性休克的常见并发症，发病率在 12.0%～31.0% 或更高，死亡率高达 40%～50%。AKI 可能导致远端器官功能障碍，最近的研究表明，AKI 是危重症期间谵妄和昏迷的危险因素。因此，脓毒症或脓毒性休克相关 AKI 的早期临床表现主要是脓毒症相关脑功能障碍（急性谵妄或昏迷）。因为在患者寻求医疗护理时，大多数患者已经出现 AKI 的症状。目前脓毒症或脓毒性休克相关 AKI 的早期诊断有限。然而，脓毒症相关急性器官衰竭 SOFA 标准，有助于对 AKI 肌酐在 111～170μmol/L 并伴有早期感染或 SIRS 伴谵妄 / 昏迷的早期诊断。如果肌酐＞171μmol/L 或更高，AKI 的诊断成立。下面是 2016 年至 2018 年脓毒症或脓毒性休克相关 AKI 被漏诊的 3 个病例，有利于大家了解对脓毒症或脓毒性休克相关 AKI 诊断和处理。

一、病例分享

【病例 1】

男，62 岁，因腹痛、腹泻 3 天入院。3 天前无明显诱因出现恶心、呕吐、腹痛、腹泻每天 20 多次（黄色稀水样便，无黏液、脓血）。在当地医院测血压未显示，给予多巴胺等输液治疗 2 天无好转。病程中患者有胸闷、气喘、口干。入院查体：体温 36.0℃，脉搏 117/min，呼吸 22/min，血压未显示。意识清晰，全身浅表淋巴结未扪及肿大。巩膜无黄染，双侧瞳孔等大等圆，对光反射正常。咽无充血，扁桃体无肿大。颈无抵抗，双肺未闻及干湿啰音，心律齐，未闻及病理性杂音。肝脾未扪及。生理反射存在，病理反射未引出。辅助检查：白细胞 32.5×10^9/L，血红蛋白 188g/L，血小板 32×10^9/L，肌钙蛋白 1.39ng/ml。入院诊断：急性胃肠炎；低血容量性休克；急性心肌梗死？入院后给予抗感染、补液等对症支持治疗。查血生化：总蛋白 31.9g/L，白蛋白 14.0g/L，丙氨酸转氨酶 91U/L，天冬氨酸转氨酶 190U/L，肌酸激酶 1287U/L，肌酸激酶同工酶 59U/L，乳酸脱氢酶 2160U/L，尿素氮 24.32mmol/L，肌酐 501.7μmol/L，血糖 6.53mmol/L，钾 4.3mmol/L，钠 128.6mmol/L，氯 99.0μmol/L，血浆渗透压 272.3mmol/L。次日患者气喘加重，无尿。急血液净化治疗后转 ICU 气管插管，呼吸机辅助呼吸。入院第 3 天，患者神志清楚，无发热、无呕吐、腹泻等。血液透析后复查肾功能：尿素氮 19.55mmol/L，肌酐 419.9μmol/L，患者白蛋白低，予以补充白蛋白；心肌酶异常，给予磷酸肌酸钠营养心肌治疗。入院第 4 天，患者发热 38.9℃，血压 112/61mmHg，伴谵妄、烦躁（给予咪达唑仑间断镇静），仍无尿。双肺背侧可闻及湿啰音，胸部

X 线片示：两肺见片状模糊影。实验室：流行性出血热病毒抗体 IgM 阳性（+），流行性出血热病毒抗体 IgG 弱阳性（±）。请感染科会诊，考虑流行性出血热可能性大，已加利巴韦林抗病毒治疗，并加哌拉西林钠他唑巴坦钠抗感染。入院第 9 天，体温不高，双肺啰音较前减少，心率 81/min，心律齐。能间断脱机，肾功能指标较前下降，但仍无尿，继续床边血液透析。入院第 15 天患者尿量较前增多。尿素氮 28.4mmol/L，肌酐 415.0μmol/L，血气分析 pH 7.425，二氧化碳分压 31.7mmHg，氧分压 72.7mmHg。复查胸部 X 线片感染加重。患者尿量仍少，今继续血液透析治疗。入院第 17 天，患者突然昏迷，自主呼吸急促；血压 113/72mmHg，心率 113/min，双侧结膜水肿。患者家属要求停呼吸机辅助呼吸，自动出院。出院诊断：流行性出血热，急性胃肠炎，低血容量性休克，急性肾损伤，多器官功能衰竭。7 天后随访，患者死亡。

【病例 2】

女，67 岁，因反复四肢抽搐伴昏迷 7h 急呼 120 入院。既往有高血压病史 10 余年，2 型糖尿病史 10 余年，脑梗死病史 3 年。查体：体温 36.2℃，脉搏 115/min，呼吸 25/min，血压 236/144mmHg。浅昏迷，左眼失明；右眼瞳孔直径约 3mm，对光反射迟钝。双肺可闻及散在干啰音。心律齐，肝脾未扪及，生理反射存在，病理反射未引出。头颅 CT：双侧侧脑室旁脑白质密度减低，左额叶见小斑片样低密度影，左额顶部见小斑片样高密度影，边缘见低密度水肿带，脑室系统扩大，脑裂及脑沟加深。脑中线结构居中。初步诊断：癫痫持续状态，肺部感染，多发性脑梗死，糖尿病，高血压病。次日患者自主呼吸促。查体闻及哮鸣音，予以气管插管、呼吸机机械通气。第 3 天小剂量地西泮泵入呈镇静状态，间断呼吸机辅助呼吸，乌拉地尔泵入调控血压，胰岛素泵入调控血糖。尿素氮 18.3mmol/L，肌酐 317.6μmol/L，钾 4.55mmol/L，钠 132.6mmol/L，氯 93.1mmol/L，血糖 34.6mmol/L，血浆渗透压 308.9mmol/L，乳酸 2.6mmol/L。凝血常规：凝血酶原时间正常（10.0s），国际标准化比值 0.93，凝血酶时间延长（16.8s），纤维蛋白原 4.23g/L，抗凝血酶Ⅲ 130.5%，肝功能未见异常。胸部 X 线片：两肺未见明确实质性病变。第 5 天，尿素氮 18.7mmol/L，肌酐 335.0μmol/L，C 反应蛋白 37.7mg/L，降钙素原 0.27ng/ml，白细胞介素 –6 41.24pg/ml，白细胞 13.4×10^9/L，中性粒细胞 88.44%，血小板 192×10^9/L。血气分析：pH 7.263，实际二氧化碳分压 40.0mmHg，实际氧分压 48.4mmHg。入院第 8 天，患者昏迷加深，气管插管，呼吸机机械通气，自主呼吸急促，心率在 90/min 左右，血压 140/90mmHg 左右，家属现要求停呼吸机机械通气，自动出院。出院诊断：急性肾损伤（AKI），肺部感染，多发性脑梗死，糖尿病，高血压病。随访失败。

【病例 3】

女，67 岁，因突起不能言语，右侧肢体无力 2 天入院，既往有高血压病史和脑梗死病史多年，否认糖尿病史。体温 36.4℃，脉搏 86/min，呼吸 20/min，血压 120/76mmHg，意识模糊，完全失语，心肺无异常，右上肢肌力Ⅳ级，右下肢肌力Ⅰ级，入院第二天头颅 CT 左侧内囊后肢腔隙性脑梗死。实验室：血糖 20.75mmol/L，肌酐 102.6μmol/L，尿素氮 3.27mmol/L，入院后给予 20% 甘露醇 125ml 静脉滴注每 8 小时 1 次，5% 葡萄糖 500ml＋维生素 C 1.0g＋10% 氯化钾 10ml 静脉滴注。入院第 5 天病情加重，体温 39.0℃，脉搏 96/min，呼吸 23/min，昏迷不醒，瞳孔等圆等大（3.0mm），对光反射存在，两肺有痰鸣音。胸部X线片提示肺部感染。白细胞 $14.3\times10^9/L$，中性粒细胞82.4%，血小板 $190\times10^9/L$，C反应蛋白47.8mg/L，降钙素原0.29ng/ml。白细胞介素–6 51.2pg/ml，血糖22.8mmol/L，钾3.2mmol/L，钠172mmol/L，肌酐323.2μmol/L，尿素氮10.6mmol/L，血浆渗透压386.8mmol/L，尿酮（－）。停用甘露醇，加用胰岛素和氨苄西林静脉滴注。入院第9天，血钠170mmol/L，肌酐182μmol/L，尿素氮11.5mmol/L，血糖19.08mmol/L，二氧化碳结合力18mmol/L。入院第10天，患者昏迷加深，发热，呼吸急促，给予面罩加压吸氧改善低氧呼吸衰竭。患者家属要求放弃治疗，自动出院。随访：出院第2天死亡。出院诊断：急性肾损伤（AKI），肺部感染，急性轻微脑梗死，医院内突发昏迷未明确病因。

二、病例讨论

脓毒症或脓毒性休克相关AKI的发病机制尚无统一看法。多数认为与微血管功能障碍和肾小管应变能力差有关，由于肾灌注不足，肾髓质缺氧可导致脓毒症相关AKI，但也可能与肾毒性药物有关。然而，新近的研究表明，脓毒症相关AKI最可能与免疫有关，如炎症风暴被激活和凝血失调可引起微血管功能障碍、内皮细胞损伤和微血栓形成。

脓毒症和脓毒性休克相关AKI的发病机制复杂。临床上，血管升压素仍然是维持血压和器官灌注治疗的基石。然而，血管升压素治疗并未改善其预后。AKI通常需要肾脏替代治疗，并按照新指南的建议治疗脓毒症相关的脑/肺衰竭。

病例1、2、3的临床特点：①平均年龄＞60岁；②病例1既往史不清，病例2和病例3有高血压、脑梗死病史；③病例1和病例 2 最初都有炎症风暴（SIRS＞2），并发展到脑功能障碍，病例 1 有脓毒性休克的表现，病例 3 住院第 5 天有炎症风暴和昏迷表现；④或先或后都有低氧性呼吸衰竭 /ARDS 和需要补充氧气支持；⑤血细胞普遍增高，并伴有炎症因子升高；⑥病例 1 和病例 2 都有凝血功能障碍和心肌酶增高；⑦病例 1 和病例 2 胸部影像学证实先有肺炎，进一步发展到脑功能障碍，病例 3 后来也证实肺部感染；⑧病例 1 没有进行脑影像检查，病例 2 和病例 3 脑影像发现有脑梗死，病例 3 有轻微脑水肿，但病情加重都没有复查头颅和肺 CT。按照脓毒症 3.0 的标准，脓毒症的诊断必须有感染和威胁生命的器官功能障碍。上述这③⑤⑦提示了感染的证据，而③④⑦⑧是脓毒症相关低氧性呼吸衰竭 /ARDS 和脑功能衰竭的关键性证据。据此可以得出结论：这 3 个病例完全符合脓毒症相关 AKI 伴脑 / 肺衰竭的诊断。

值得注意的是，病例 1 因腹痛、腹泻 3 天入院，入院没有发热的临床表现，入院第 4 天流行性出血热病毒抗体 IgM 阳性（＋），流行性出血热病毒抗体 IgG 弱阳性（±），诊断流行性出血热的证据尚且不足。然而，最初脉搏 117/min，呼吸 22/min，白细胞 32.5×10^9/L，血小板 32×10^9/L。提示感染和凝血功能障碍。而且入院时血压测不出，肌酐 501.7μmol/L，伴有心肌酶和肝转氨酶的增高，严重低蛋白血症和谵妄的表现。并有低氧性呼吸衰竭，给予气管插管和呼吸机辅助呼吸。这些多器官衰竭特点更可能支持感染性休克相关 AKI 的诊断。连续血液透析后肌酐降至 415.0μmol/L。但住院的第 17 天，突发院内昏迷，呼吸窘迫。我们已经发现，突发院内昏迷是一种常见的脓毒症相关性脑功能障碍。因此，这更支持脓毒症和混合性脓毒症的诊断。然而，这位患者没有进行血培养和脑脊液检查，也没有执行新指南优化抗感染治疗的建议，这应该反思。

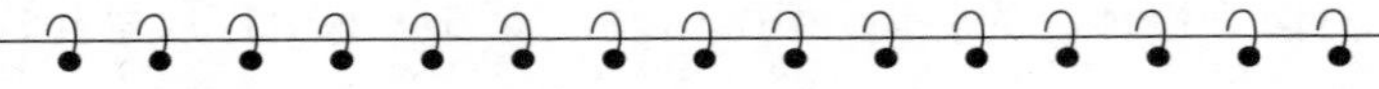

• **小结**

回顾这几个病例，脓毒症和脓毒性休克相关 AKI 都没有得到诊断。脓毒症相关急性脑衰竭和肺衰竭是导致预后不良的主要原因。因此，临床医师查房遇到 AKI 时，必须确定：是否为脓毒症相关 AKI，是否伴有急性脑 / 肺衰竭。尽管连续血液透析可能降低肌酐水平，但不宜使用肾毒性药物，对有脑 / 肺衰竭的患者使用白蛋白透析可能有助于病情改善。

参考文献

[1] 童道明, 吴晓牧, 曾招马, 等. 脑卒中患者急性肾功能衰竭与高渗透压血症相关性的研究[J]. 临床神经病学杂志, 2005, 18: 139.

[2] IAIN KEIR, KELLUM JOHN A. Acute kidney injury in severe sepsis phathophysiology, diagnosis, and treatment recommendation[J]. J Vet Emerg Crit Care, 2015, 25: 200–209.

[3] SHUAL MA, ROGER G EVANS, NAOAY IGUCH, et al. Sepsis–induced acute kidney injure: A disease of the microcirculation [J]. Microcirculation, 2019, 26: e12483.

[4] MAS-FONT S, ROS-MARTINEZ J, PEREZ-CALVO C, et al. Prevention of acute kidney injure in intensive care units [J]. Med Intensive, 2017, 41: 116–126.

[5] EDWARD D SIEW, WILLIAM H FISSELL, CHRISTINA M TRIPP, et al. Acute Kidney Injury as a Risk Factor for Delirium and Coma during Critical Illness [J]. Am J Respir Crit Care Med, 2017, 195: 1597–1607.

第 13 章 颅脑损伤继发脓毒症

美国每年有 170 多万患者患有急性颅脑损伤（traumatic brain injury，TBI）。在我国，TBI 是 ICU 中仅次于脑卒中而排列第二位的危重症。最近研究表明，TBI 患者伴有超早感染。与此同时，感染引起的脓毒症数量不断增加。TBI 继发脓毒症的发生率为 50%～70%，死亡率占 ICU 患者的 48.2%。出院后 1 年的死亡率高达 72.0%。据知，TBI 合并脓毒症 / 脓毒败血症是一个非常常见的问题，肺部感染是导致脓毒症的主要因素，其次是创口的感染。感染诱导的 SIRS（主要表现为发热达 39℃和脉搏增快）可导致威胁生命的器官功能障碍——脓毒症相关脑衰竭。急性脑衰竭是 TBI 和脓毒症的共同表现，其范围从谵妄到昏迷。然而影像证实，TBI 所致的昏迷是来自颅内血肿的压迫。相反，脓毒症引起的昏迷是来自弥漫性脑水肿，尤其是血管源性脑水肿。以下为 2016 年至 2018 年 ICU 遇到的 3 个 TBI 后被漏诊的脓毒症病例。

一、病例分享

【病例 1】

男，19 岁，因头部外伤伴昏迷 1h 入院。既往体健。查体：体温 36.2℃，脉搏 94/min，呼吸 20/min，血压 98/68mmHg。深昏迷（GCS＝4 分），双瞳孔散大固定，直径约 6.0mm，对光反射消失。心率 94/min，双肺未闻及明显干湿啰音，肝脾肋下未扪及。四肢无自主活动，刺痛无反应，生理反射、病理反射均消失。头部、胸部及上腹部 CT 示：颅骨多发骨折，左侧脑内血肿，两侧额叶挫伤，蛛网膜下腔少量出血；左肺上叶下方见点片状密度增高影。初步诊断：重型开放性颅脑损伤，脑疝，脑挫裂伤伴脑内血肿，硬膜外血肿，蛛网膜下腔出血，肺部感染。入院即日在全身麻醉下行左侧硬膜外血肿清除＋左侧硬膜下血肿清除＋去骨瓣减压术。术后返回 ICU 继续给予呼吸机辅助呼吸。患者血压 80/50mmHg，心率在 125～170/min。红细胞 2.9×10^9/L，血小板 98×10^{12}/L，凝血酶原时间 15.3s，国际标准化比值 1.40，凝血酶时间 22.3s，纤维蛋白原 0.99g/L，抗凝血酶Ⅲ63.0%。输红细胞 1.5 单位，血浆 300ml，冷沉淀 10 单位输注及对症处理。次日体温 39.5℃，血压 150/85mmHg。中度昏迷，双侧瞳孔不等大，对光反射消失。心率 150/min，双肺未闻及干湿啰音。疼痛刺激双上肢呈伸直反应。生理反射存在，病理反射未引出。入院第 3 天行气管切开术。复查头颅 CT 示脑水肿及脑挫裂伤明显，中线仍向右侧移位，肺部 CT 提示肺部感染。生化全套：白蛋白 36.5g/L，丙氨酸转氨酶 192U/L，天冬氨酸转氨酶 244U/L，尿素氮 7.7mmol/L，肌酐 70.0μmol/L，葡萄糖 6.04mmol/L，肌酸激酶 3465U/L，肌酸激酶同工酶 82U/L，乳酸脱氢酶 641U/L。白细胞 12.5×10^9/L，中性粒细胞 81.5%，红细胞 3.39×10^{12}/L，血小板 156×10^9/L。考虑肺部感染存在，已使用抗生素治疗。患者入院第 11 天，疼痛刺激可睁眼，不能完成指令动作。发热达 39.2℃，双肺可闻及散在的痰鸣音。生化全套：直接胆红素 8.3μmol/L，白蛋白 34.3g/L，丙氨酸转氨酶 164U/L，天冬氨酸转氨酶 118U/L，羟丁酸脱氢酶 333U/L，乳酸脱氢酶 396U/L，乳酸脱氢酶 / 羟丁酸 1.19，C 反应蛋白 160.1mg/L，胸部 CT 示双侧肺下叶不张。入院第 23 天痰培养示大肠埃希菌。给予亚胺培南抗感染治疗。入院第 25 天，患者醒状昏迷，疼痛刺激有睁眼样动作，停呼吸机辅助呼吸，转神经外科继续抗感染治疗。住院 60 天，意识转醒，肺、肝功恢复，痊愈出院。

【病例 2】

男，64 岁，因头部外伤伴昏睡 1h 入院。患者于 1h 前骑电动车发生交通事故，当即昏睡不醒，由 120 急送我院。既往有高血压病史多年。入院查体：体温 36.2℃，脉搏 72/min，呼吸 18/min，血压 126/67mmHg。昏睡状态，左额部见不规则挫伤。心率 72/min，未闻及器质性杂音。双肺未闻及干湿啰音。肝脾肋下未扪及。四肢活动未见受限，生理反射存在，病理反射未引出。入院头部 CT 示右侧额颞部颅内脑外出血、蛛网膜下腔出血；胸部 CT 示肺部感染。初步诊断：重型颅脑损伤、硬膜下血肿、脑挫裂伤伴脑内血肿、蛛网膜下腔出血。辅助检查：总胆红素 11.1μmol/L，总蛋白 63.1g/L，丙氨酸转氨酶 87U/L，天冬氨酸转氨酶 139U/L，尿素氮 4.0mmol/L，肌酐 54.0μmol/L，葡萄糖 6.81mmol/L，肌酸激酶 576U/L，肌酸激酶同工酶 42U/L，羟丁酸脱氢酶 238U/L，乳酸脱氢酶 344U/L。钾 3.13mmol/L，钠 142.7mmol/L，白细胞 18.6×10^9/L，中性粒细胞 90.74%，红细胞 4.04×10^{12}/L，血小板 289×10^9/L。复查头颅 CT 示额叶脑内迟发血肿；胸部 CT 示两肺感染。入院第 3 天，患者仍昏睡少醒，体温 38.0℃左右，C 反应蛋白 175.6mg/L，降钙素原 0.53ng/ml，复查头颅 CT 示颅内血肿呈吸收性变化。胸部 CT 示胸腔积液，双肺感染。给予抗感染及对症治疗。入院第 18 天，患者仍昏睡，伴烦躁不安。复查颅脑 CT 示颅内出血吸收，脑肿胀明显加重，中线向左侧移位。继续给予甘露醇脱水降低颅内压治疗。住院第 25 天，复查颅脑 CT 示脑水肿有增无减，脑疝形成。胸部 CT 示肺部感染，双侧胸腔积液。给予高渗盐水辅助脱水。入院第 28 天，患者病情加重，昏迷不醒，双侧瞳孔不等大，对光反射均消失。同日行右侧硬膜下血肿钻孔引流术。术中患者突然昏迷，双瞳孔不等大，左 3.0mm，右 5.0mm，对光反射均消失。考虑脑疝形成。给予面罩加压吸氧维持血氧在 90% 左右。加强抗脑水肿治疗仍无好转，呼吸不规则，经皮动脉血氧饱和度下降。住院第 35 天，进入深昏迷状态，经皮动脉血氧饱和度呈进行性下降，心搏呼吸停止，死亡出院。

【病例 3】

男，47 岁，因车祸致头部外伤伴意识障碍 1h 入院。患者于 1h 前因车祸致头部外伤，昏迷不醒，120 急送我院，既往史不详。入院查体：体温 36.3℃，脉搏 78/min，呼吸 18/min，血压 164/108mmHg。浅昏迷，双侧瞳孔不等大，直径：左 2.0mm，右 4.0mm，对光反射迟钝。颈抵抗，心率 78/min，未闻及杂音。双侧未闻及干湿啰音。腹部无移动性浊音。四肢可见自主活动，肌张力高，肌力及共济运动无法检查。生理反射存在，双侧病理反射阳性。辅助检查：头部 CT 示部分脑沟、脑池、脑室密度增高。胸部 CT 示两肺内见小片状异常密度影。初步诊断：重型颅脑损伤，脑干损伤，脑挫裂伤，创伤性蛛网膜下腔出血，肺挫伤。次日辅助检查：白细胞 $12.2\times10^9/L$；中性粒细胞比率 78.1%，血小板计数 $382\times10^9/L$。复查头颅 CT 示：右额叶见小斑片样高密度影，部分脑沟、脑池、脑室密度增高。两侧侧脑室稍受压变窄。患者低热，已给予头孢曲松抗感染治疗。入院第 6 天，体温 39.0℃，昏迷不醒，双侧瞳孔不等大，对光反射迟钝。已气管切开，呼吸机辅助呼吸。痰培养为鲍曼不动杆菌。已改用哌拉西林他唑巴坦及左氧氟沙星抗感染治疗。总蛋白 55.5g/L，白蛋白 32.4g/L，丙氨酸转氨酶 102U/L，天冬氨酸转氨酶 61U/L，谷氨酰转移酶 111U/L，C 反应蛋白 74.9mg/L，血气分析：pH 7.451，氧分压 53.9mmHg，实际氧分压 53.9mmHg，氧饱和度 89.3%。复查胸部 CT 示双侧胸腔少量积液。入院第 10 天，血培养示葡萄球菌感染。入院第 18 天，发热达 39.4℃，昏迷加深（GCS＝6 分），炎症风暴指标仍高，伴呼吸急促，胸 CT 示肺实变加重，颅脑 CT 示弥漫性脑水肿。入院第 30 天，体温再次高达 39.0℃，呼吸急促，45/min，查体：神志深昏迷，双瞳孔不等大，对光反射消失。心率快，心音低弱，心率 120/min，双肺散在湿啰音。肢体无自主活动，病理征（＋）。住院第 36 天，患者病情恶化，呼吸、心跳停止，双瞳孔散大，光反应消失，心电图呈一直线，临床宣布死亡。死亡诊断：重型颅脑损伤，脑干损伤，弥漫性轴索损伤，脑挫裂伤，蛛网膜下腔出血，肺部感染，胸腔积液，褥疮。

二、病例讨论

研究表明，TBI 患者早期感染率很高。目前，根据脓毒症的诊断标准，TBI 患者中 60.4% 的急性脑衰竭被诊断为脓毒症。研究表明，ICU TBI 后脓毒症的患病率处于世界范围的较高水平。曾经 TBI 研究大多显示预后不良，导致死亡的危险因素与脓毒症有关，而脓毒症与急性脑衰竭有关。在我们的 TBI 回顾性队列中，脓毒症患者在ICU前进行了脑＋胸＋腹部CT筛查，发现急性脑水肿和肺水肿与TBI后脓毒症的预后差密切相关。这些结果与急性脑水肿和肺水肿导致脓毒症在ICU治疗预后恶化的假设一致。我们还发现，社区获得性肺炎是脓毒症的主要原因，其次是皮肤裂伤或伤口侵入。我们目前的观察表明，高SIRS标准和来自主要脑水肿和肺水肿的SOFA评分增加是TBI后脓毒症的危险因素。研究结果表明，SOFA评分增加主要涉及脑水肿和肺水肿，表明这是TBI后脓毒症患者危及生命的器官衰竭的高危因素。

尽管TBI事件代表了威胁生命的紧急情况，但据报道，TBI患者减压颅骨切除术后有良好结果。对于采用随机治疗的TBI患者，先前的研究大多显示预后不佳，脓毒症的致死率高达49.0%～50.0%，感染性休克的致死率为72.7%。然而，残酷的现实表明，TBI患者的预后和死亡率主要是脓毒症伴有脑水肿和肺水肿，而不是单纯的头部损伤。事实上，这一点已被先前的研究证实。TBI后脓毒症伴脑水肿和肺水肿的生存率低，可能有几种机制可以解释：①全身炎症/细胞因子过度反应在伴有败血症的TBI患者中很常见，其可导致更广泛的血脑屏障破坏，从而加剧全身缺血性损伤/水肿，并导致危及生命的器官衰竭；②感染性休克可能具有严重的脑微循环障碍，导致广泛的皮质下白质损伤或多灶坏死性脑病；③事实上，由严重缺氧引起的肺炎和肺水肿引起的脓毒症相关的脑衰竭也是如此，缺氧性脑损伤引起的昏迷是由脑水肿引起的；④多器官衰竭可能共同影响宿主，导致严重的脑水肿和肺水肿，并增加死亡风险。因此，我们不难认为TBI后几乎所有脓毒症主要患有脑水肿和肺水肿。

本系列病例1～3的临床特点包括：①病例1为年轻患者，另2个病例为中年患者；②病例2有高血压病史，病例3有意识障碍；③ 3 个病例最初都有发热和昏迷，或先或后都有低氧性呼吸衰竭 /ARDS 和需要补充氧气；④血细胞普遍增高，并伴有炎症因子升高；⑤ 3 例都有肝功能损害和心肌酶增高；⑥病例 2 脑脊液细胞和生化分析未见明显异常，病例 1、病例 3 未执行脑脊液检查，但有阳性血培养；⑦胸部影像学证实 3 例都先有肺炎，进一步发展到肺水肿 / 肺衰竭；⑧病例 1、病例 2 脑影像发现存在混合性脑水肿和严重脑移位，病例 3 有脑的弥漫性水肿。按照脓毒症 3.0 的标准，脓毒症的诊断必须有感染和威胁生命的器官功能障碍。上述③④⑦点提示感染，而③⑦⑧是脓毒症相关低氧性呼吸衰竭 / ARDS 和脑功能衰竭的关键性证据。据此可以得出结论，这 3 个病例完全符合脓毒症相关脑衰竭的诊断。

然而，这 3 个病例并没有脓毒症的诊断。病例 2、病例 3 血管源性脑水肿的治疗明显不足，一直使用高渗药物治疗，没有执行新指南建议使用地塞米松和白蛋白治疗血管源性脑水肿或兼治肺水肿，这可能与这 2 个病例的最终死亡有关。

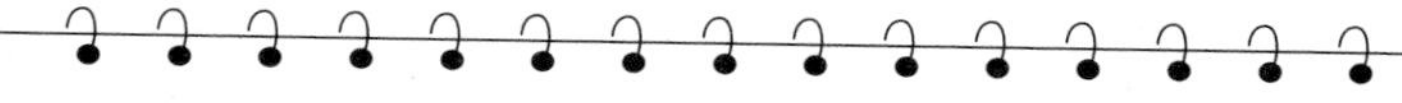

• 小结

TBI 后脓毒症相关急性脑衰竭、肺衰竭及脑水肿、肺水肿的发病率很高，尤其是血管源性脑水肿是预后差的主要原因。患者有感染在先，必须了解急性器官衰竭的情况，不可漏掉脓毒症相关急性脑 / 肺衰竭的诊断。更重要的是，我们要牢记新指南对脓毒症相关急性血管源性脑水肿的优化治疗建议，达到拯救生命的目的。

参考文献

[1] RAUEN K, REICHELT L, PROBST P, et al. Decompressive Craniectomy Is Associated With Good Quality of Life Up to 10 Years After Rehabilitation From Traumatic Brain Injury [J]. Critical Care Medicine, 2020, 48 (8): 1157–1164.

[2] KAUSS I A M, GRION C M C, CARDOSO L T Q, et al. The epidemiology of sepsis in a Brazilian teaching hospital [J]. Braz J Infect Dis, 2010, 14: 264–270.

[3] MUEHLSCHLEGEL S, CARANDANG R, OUILLETTE C, et al. Frequency and impact of intensive care unit complications on moderate-severe traumatic brain injury: early results of the Outcome Prognostication in Traumatic Brain Injury (OPTIMISM) Study [J]. Neurocrit Care, 2013, 18: 318–331.

[4] CORRAL L, JAVIERRE C F, VENTURA J L, et al. Impact of non-neurological complications in severe traumatic brain injury outcome [J]. Crit Care, 2012, 16: R44. doi: 10. 1186/cc11243.

治疗脓毒症

第 14 章 脓毒症的治疗

SSC 已出版了几个共识版本，大家深入解读其实质是非常重要的。脓毒症是一个由感染引起的威胁生命的急性器官功能衰竭，死亡率达 70% 左右。延误抗感染治疗可增加死亡率。因此，脓毒症的精确治疗方案必须过“三关”——感染关、呼吸衰竭关和脓毒性休克关。然而，要想顺利渡过这三关，首选“三素”是非常重要的。所谓“三素”是指抗生素、皮质激素和升压素。

一、控制感染

（一）抗生素的使用时间

1. 新指南建议，对于可能患有脓毒性休克或高度可能患有脓毒症的成年危重患者，在最初 1h 内立即使用抗菌药物（强推荐，低证据质量）。

【落实措施】

• 在救护车上、急诊室、所有 ICU 抢救车中的必备急救药品——“三素”（抗生素、皮质激素和升压素），缺一不可。而且抗生素必须是无须皮试的抗生素，如左氧氟沙星、林可霉素、万古霉素（强推荐，中证据质量）。

● 救护车上的急诊医师必须对急诊患者采用 SIRS 筛查感染，对≥2 标准的患者必须立即静脉注射左氧氟沙星治疗（强推荐，低证据质量）。

● ICU 首诊医师在接到 CT 证实存在肺炎的危重患者立即临时医嘱静脉注射无须皮试的抗生素为第一瓶液体（强推荐，高证据质量）。

● ICU 首诊医师必须亲临床边查看是否第一瓶液体是抗生素（强推荐，低证据质量）。

● ICU 首诊护士应即刻完成血培养后，必须即刻将抗生素加入第一瓶液体中，并在最初 0.5～1h 静脉注射完毕（强推荐，低证据质量）。

● 要是 ICU 首诊医师在接到没有证实有肺炎的危重患者，必须采用 SIRS 筛查感染，对≥2 标准的患者必须立即静脉注射左氧氟沙星治疗（强推荐，低证据质量）。

2. 新指南建议对患有脓毒症或脓毒性休克的成年危重患者在最初 3h 内使用经验广谱抗生素治疗（强推荐，低证据质量）。

【落实措施】

● 必须对患者建立两条静脉通路，以便保证一条静脉通路专供 β- 内酰胺抗生素的连续输送，另一条静脉通路同时滴注一种对革兰阴性高覆盖率的广谱抗生素（强推荐，中证据质量）。

● 长期医嘱必须至少使用两种广谱抗生素治疗，如哌拉西林＋左氧氟沙星；护士必须即刻完成某些抗生素的皮试（强推荐，中证据质量）。

【后续措施】

● 前 3 天应复查影像和再次 SOFA 评分以了解病情（弱推荐，低证据质量）。

● 患者发热或炎症风暴 3 天无下降趋势，应再执行一次血培养检查（无须等待预先血培养结果），并请上级医师查房，更改抗生素方案，例如重症肺炎，使用头孢哌酮舒巴坦钠＋阿米卡星，或者使用一线 β- 内酰胺抗生素，如泰能＋喹诺酮类（强推荐，中证据质量）。

● 患者高热或炎症风暴 6 天无下降趋势，应执行骨髓培养和脑脊液检查，并扩大会诊讨论，升级抗生素治疗方案，例如严重感染选用万古霉素＋喹诺酮类或泰能＋喹诺酮类（强推荐，低证据质量）。

（二）优化抗生素选择

1. 对于有耐甲氧西林金黄色葡萄球菌（MRSA）高风险的败血症或感染性休克的成年人，新指南建议经验性使用覆盖 MRSA 的抗菌药物，而不是无 MRSA 覆盖的抗菌药物（最佳实践声明）。

【落实措施】

● 对有严重炎症风暴的患者应尽早执行血培养检查（强推荐，高证据质量）。

● 查看患者是否为医院内感染，CT 筛查有无证实的感染部位（弱推荐，低证据质量）。

● 是否 SOFA 评分≥2 分或更高（弱推荐，低证据质量）。

● 查看最近静脉注射抗生素有无延迟，有无皮肤感染或慢性伤口感染，是否存在侵入性设备、血液透析及入院后病情加重表现（弱推荐，低证据质量）。

● 血培养有耐甲氧西林金黄色葡萄球菌（MRSA）阳性的报告（强推荐，高证据质量）。

● 经上级医师同意，有使用抗 MRSA 广谱抗生素的长期医嘱

（万古霉素或泰能，两者择一）（强推荐，高证据质量）。

2. 对于感染甲氧西林耐药金黄色葡萄球菌（MRSA）风险较低的脓毒症或脓毒性休克的成年人，新指南建议不要使用有 MRSA 覆盖的经验性抗生素（弱推荐，低证据质量）。

【落实措施】

● 查看患者是否为非医院内感染的患者（弱推荐，低证据质量）。

● 查看血培养有无耐甲氧西林金黄色葡菌（MRSA）阴性的报告（弱推荐，低证据质量）。

● 不开具使用抗 MRSA 广谱抗生素的长期医嘱（弱推荐，低证据质量）。

3. 对于脓毒症或感染性休克及多耐药（MDR）微生物高风险的成年人，我们建议使用两种革兰阴性覆盖率的抗菌药物（弱推荐，低证据质量）。

【落实措施】

患者存在多重耐药微生物的病情非常复杂，大多数住院时间较长，有院内感染及慢性基础疾病等不可控危险因素。然而，下列措施必须予以落实。

● 反复执行血培养检查明确耐药细菌（弱推荐，低证据质量）。

● 复查脑＋胸＋腹部 CT 以进一步了解感染和器官功能障碍（弱推荐，低证据质量）。

● 复查 SOFA 评分以明确哪些器官衰竭及其严重程度（弱推荐，低证据质量）。

● 尽快控制血糖在正常水平（弱推荐，低证据质量）。

- 尽可能减少侵入性设备（弱推荐，低证据质量）。
- 处理皮肤软组织感染（弱推荐，低证据质量）。
- 必须对肾 SOFA 评分≥4 分的患者进行床边血液透析（强推荐，低证据质量）。
- 增强免疫力可选用丙种球蛋白（弱推荐，低证据质量）。
- 停用所有使用时间过长的抗生素（弱推荐，低证据质量）。
- 经上级医师查房或扩大会诊同意，启动两种抗革兰阴性菌的长期医嘱，如泰能＋阿米卡星（肾功能损害者不适宜）或莫西沙星（强推荐，中等证据质量）。

4. 对于患有脓毒症或感染性休克且多耐药微生物风险低的成年人，新指南建议不要使用两种革兰阴性抗生素作为经验性治疗（弱推荐，低证据质量）。

5. 对于患有脓毒症或感染性休克的成年人，一旦病原体和敏感性已知，新指南建议不要使用两种革兰阴性抗生素（弱推荐，低证据质量）。

6. 对于有真菌感染高风险的脓毒症或感染性休克的成年人，新指南建议使用经验性抗真菌治疗，而不是不使用抗真菌药物治疗（弱推荐，低证据质量）。

【落实措施】

真菌感染在 ICU 并非少见，除了不可控制的危险因素外（如慢性肝病、慢性肾病、糖尿病、移植术后、化疗后、当地有真菌流行病），在使用经验性抗真菌治疗前必须落实和消除下列情况。

- 复查脑＋胸＋腹部 CT 以了解真菌感染的部位和器官功能障碍（弱推荐，低证据质量）。
- 执行血培养检查以明确真菌感染的存在（弱推荐，低证据质量）。

- 纠正中性粒细胞减少（弱推荐，低证据质量）。
- 减少侵入性设备数目（弱推荐，低证据质量）。
- 必须对肾 SOFA 评分≥3 分患者进行床边血液透析（弱推荐，低证据质量）。
- 脑脊液检查排除真菌性脑膜炎（弱推荐，低证据质量）。
- 查看真菌培养的报告，了解有无药敏实验（弱推荐，低证据质量）。
- 停用三代头孢类超过 7 天的药物（弱推荐，低证据质量）。
- 停用皮质激素的长时间使用（弱推荐，低证据质量）。
- 经传染病咨询后，启动抗真菌的长期医嘱，例如，首选棘白菌素或两性霉素 B 治疗（弱推荐，低证据质量）。

7. 对于患有脓毒症或脓毒性休克的成年人，新指南建议常规使用长时间维持 β– 内酰胺类药物（如亚胺培南西司他丁钠或头孢哌酮舒巴坦钠）静脉注射（弱推荐，证据质量适中）。

【推荐理由】

- β– 内酰胺类抗生素长时间输注或持续输注，降低了感染性休克的短期死亡率。
- 长期和持续输注对于确保药物浓度的有效性很重要，有利于避免败血症和感染性休克的反弹。

【落实措施】

- 头孢哌酮舒巴坦钠 2.0g 每 8 小时静脉注射 1 次，或者头孢哌酮舒巴坦钠（舒普深）1.5g 每 12 小时静脉注射 1 次，连用一周或更久，直到体温或炎症指标降至正常或病情稳定停药。
- 或选择泰能 1.0g 每 12 小时静脉注射 1 次，连用 1 周或更久，直到体温降至正常或病情好转停药。

8. 最佳实践证明，对于脓毒症或脓毒性休克的成年人，建议根据公认的药代动力学 / 药效学原理和特定药物特性优化抗菌药物给药策略。

【落实措施】

• 对有肾损害的患者，一些肾毒性药物可导致肾清除率增加，急性肾损伤、低蛋白血症，必须停用或减少剂量（强推荐，高证据质量）。

• 对有肝功能损害的患者，应避免使用经肝排泄的抗生素或减少剂量（强推荐，中证据质量）。

• 详细应用方法可请抗生素知识渊博的临床医生给予支持（弱推荐，低证据质量）。

二、呼吸衰竭 / 肺水肿的治疗

（一）皮质激素的使用

新指南建议，对于可能患有脓毒性休克或高度可能患有脓毒症的成年危重人在最初 1h 内立即使用皮质激素（强推荐，低证据质量）。

【落实措施】

• 在救护车上、急诊室、所有 ICU 抢救车中的必备急救药品——皮质激素（地塞米松）（强推荐，低证据质量）。

• 救护车上的急诊医师观察急诊患者有呼吸衰竭的表现，必须立即静脉注射地塞米松 10～20mg 治疗，并在 ICU 继续维持治疗 5～7 天或更久（强推荐，低证据质量）。

• 如果急性呼吸衰竭伴有喘鸣者，使用皮质类固醇治疗可首选甲泼尼龙40～80mg/d冲击治疗，连续3～7天（强推荐，低证据质量）。

● 如果急性呼吸衰竭伴有脓毒性休克和持续需要血管加压治疗的成年人，可静脉注射氢化可的松，剂量为200mg/d，或每6小时静脉注射50mg，或连续输注（强推荐，低证据质量）。

（二）优化氧疗与机械通气策略

【氧疗推荐】

● 新指南建议，在脓毒症导致的低氧性呼吸衰竭的成年人中使用保守的氧气治疗（强推荐，低证据）。

● 新指南建议，对于脓毒症引起的低氧性呼吸衰竭的成年人推荐使用高流量鼻导管氧疗（弱推荐，低证据）。

● 无创机械通气与有创机械通气相比，新指南建议对脓毒症引起的低氧性呼吸衰竭成年人使用无创机械通气（强推荐，低证据）。

【落实措施】

● 救护车上的急诊医师观察急诊患者有呼吸衰竭的表现，应立即进行氧气治疗，并送患者完成脑＋胸＋腹部CT筛查后收入ICU（强推荐，低证据质量）。

● ICU的急诊医师观察急诊患者有呼吸衰竭，应使用SOFA进行呼吸衰竭程度评分，当外周血氧饱和度＜93%时开始补充氧气（弱推荐，低证据质量）。

● 通过鼻、颊或全脸装置进行无创机械通气（NIV）的常规疗法（强推荐，低证据质量）。

（三）优化急性呼吸窘迫综合征中的保护性通气

1. 新指南建议，对于脓毒症诱导的ARDS成人，使用小潮气量通气策略（6ml/kg）优于高潮气量通气策略（10ml/kg）（强推荐，高证据质量）。

2. 新指南建议，对于脓毒症引起的严重 ARDS 的成年人，使用 30cmH_2O 的平台压力上限目标，优于较高的平台压力（强推荐，中证据质量）。

3. 新指南建议，对于患有中度至重度脓毒症诱导的 ARDS 的成年人，使用较高的 PEEP，而不是较低的 PEEP 峰值（弱推荐，中证据质量）。

【落实措施】

- 使用鼻、颊或全脸装置进行无创机械通气的常规疗法（强推荐，低证据质量）。
- ICU 首诊医师在接到 CT 证实存在呼吸衰竭 /ARDS 的危重患者病情恶化可尽早予以插管呼吸（弱推荐，低证据质量）。
- ICU 医师应该使用 SOFA 评分密切监测机械通气患者 ARDS 程度（弱推荐，低证据质量）。

（四）体外膜氧合（ECMO）

新指南正式建议：对于脓毒症引起的严重 ARDS 的成年人，在有经验的中心使用常规机械通气失败时使用静脉 – 静脉（VV）ECMO 经验丰富的中心，基础设施到位，支持其使用 ECMO（有条件推荐，低证据质量）。

三、感染性休克的治疗

（一）优化血管升压素的治疗

1. 新指南推荐：对于感染性休克的成年人，使用去甲肾上腺素作为第一线药物优于其他血管升压素（强推荐，选择多巴胺，高证据质量；选择其他血管升压素，中证据质量；选择肾上腺素，低证据质量）。

2. 新指南对于使用去甲肾上腺素平均动脉压水平仍不足的感染性休克成人，建议添加升压素，而不是增加去甲肾上腺素剂量（弱推荐，中等证据质量）。

3. 新指南对于感染性休克和平均动脉压水平不足的成年人，尽管有去甲肾上腺素和升压素，建议添加肾上腺素（弱推荐，低证据质量）。

【落实措施】

在去甲肾上腺素不可用的情况下，肾上腺素或多巴胺可以作为替代品，但新指南鼓励提高去甲肾上腺素的可用性。注意给有心律失常风险的患者使用多巴胺和肾上腺素（弱推荐，低证据质量）。在实践中，只有当使用去甲肾上腺素的剂量在范围0.25～0.1μg/（kg · min）时，其他升压素才被启动（包括血管紧张素Ⅱ）（弱推荐，低证据质量）。

（二）增加心肌收缩力的升压素

1. 对于感染性休克和持续性心力衰竭的成人，尽管有足够的容量状态和动脉血压，但灌注压力仍不足，新指南推荐，要么在去甲肾上腺素中加入多巴酚丁胺，要么单独使用肾上腺素（弱推荐，低证据质量）。

2. 新指南推荐，对于感染性休克的成年人使用侵入性监测动脉血压优于非侵入性监测（弱推荐，低证据质量）。

3. 新指南推荐，对于感染性休克的成年人使用血管升压素从外周恢复平均动脉压，而不是延迟启动，直到静脉通路有担保（弱推荐，低证据质量）。

【落实措施】

监控和建立静脉通路。当在外周使用血管升压素时，应短时间内在肘前静脉内或附近的静脉内使用（弱推荐，低证据质量）。

（三）皮质激素

正式推荐对于感染性休克和持续需要血管升压素治疗的成年人静脉注射皮质激素（弱推荐，中证据质量）。

【落实措施】

成人感染性休克的首选皮质类固醇是静脉注射氢化可的松，剂量为 200mg/d，每 6 小时静脉注射 50mg 或连续输注。建议使用去甲肾上腺素或肾上腺素 0.25mg/（kg·min）至少 4h 后启动（弱推荐，中证据质量）。

（四）液体平衡

1. 新指南正式推荐，对于最初复苏后仍有灌注不足和容量耗尽的脓毒症和感染性休克患者，没有足够的证据推荐在复苏的头 24h 内使用限制性与非限制性策略。

2. 新指南推荐，尽管液体复苏和血管升压素支持，如果低血压 / 休克持续＞4h，可以考虑静脉注射皮质类固醇。

【落实措施】

只有当患者脑灌注压平均在 65mmHg 以下时，才应进行静脉注射晶体液复苏。

- 生理盐水或缓冲盐溶液；3h 内高达 30ml/kg 但不使用羟乙基淀粉（强推荐，中证据质量）。
- 白蛋白，如果对晶体无反应（强推荐，中证据质量）。
- 如果血红蛋白＜70g/L，可考虑输新鲜血（弱推荐，中证据质量）。

● 如果低血压/休克持续>4h，可以考虑每天静脉注射 200mg 氢化可的松（弱推荐，中证据质量）。

参考文献

［1］HEMING N, AZABOU E, CAZAUMAYOU X, et al. Sepsis in the critically ill patients; current and emerging management strategies [J]. Expert Review of Anti-Infective Therapy, 2021, 19: 635–647.

［2］FERRER R, MARTIN-LOECHES I, PHILLIPS G, et al. Empiric antibiotic treatment reduces mortality in severe sepsis and septic shock from the first hour: results from a guideline-based performance improvement program [J]. Crit Care Med, 2014, 42: 1749–1755.

［3］EVANS L, RHODES A, ALHAZZANI W, et al. Surviving sepsis campaign: international guidelines for management of sepsis and septic shock 2021 [J]. Intensive Care Med, 2021, 47: 1181–1247.

［4］ALHAZZANI W, MØLLER M H, ARABI Y M, et al. Surviving Sepsis Campaign: Guidelines on the management of critically ill adults with Coronavirus Disease 2019 (COVID–19)[J]. Intensive Care Med, 2020, 1: 1–34.

［5］BRIEGEL J, MÖHNLE P. Surviving Sepsis Campaign update 2018: the 1 h bundle: Background to the new recommendations [J]. Anaesthesist, 2019, 68: 204–207.

第 15 章　脑水肿的治疗

一、脑水肿的主要类型

脓毒症相关急性脑衰竭主要表现为谵妄或昏迷，牵涉脑水肿的发生和快速恶化，甚至发展到脑疝。脑水肿是一种由于急性脑缺血或炎症反应而导致的危及生命的疾病。最常见的原因是脓毒症，其他原因包括脑外伤、大面积脑梗死、出血、脓肿、肿瘤、缺氧、中毒或代谢因素等。脑水肿主要有以下两类。

（1）细胞毒性脑水肿（cytotoxic cerebral edema）：主要是指急性脑缺血导致脑细胞膜能量耗尽，或者大量细胞因子和神经毒性物质漏入脑细胞引起的弥漫性脑水肿，在 CT 上，弥漫性脑肿胀表现为脑沟和脑回消失，以及灰质和白质之间的正常区分丧失。

（2）血管源性脑水肿（vasogenic cerebral edema）：主要指脑毛细血管内皮通透性增加导致的肿块周围脑水肿，在 CT 上多表现有脑池和脑移位。

两者还会并存，即混合性脑水肿。它们的发病机制是复杂的，治疗往往重叠。可用于控制细胞毒性脑水肿的药物包括高渗透剂（重点是甘露醇和高渗盐水溶液），类固醇能降低毛细血管和血脑屏障的通透性，因此，它用于治疗血管源性脑水肿及脑肿瘤引起的水肿。目前，脓毒症相关脑水肿是常见的死亡原因，脑水肿的治疗策略至关重要。在重症监护室监测患者的病情是必要的。重要的是要确保患者的正确体位（头部应倾斜 30°），同时保持脑灌注压超过 70mmHg。以优化脑灌注压并控制颅内压的升高。必须控制过高的血压，对高热患者可采用冰帽降温。亚低温可降低大脑的新陈代谢速率。应使用晶体或胶体溶液保持略微正的液体平衡，严重扩展性脑水肿通过双侧减压开颅术进行手术治疗，有时包括侧颅窝和后颅窝开颅术。脑水肿的治疗是复杂的，主要依靠经验，只有及时诊断和提供积极治疗，才能获得预期的结果。

二、优化细胞毒性脑水肿的治疗

1. 最佳实践证明，对突发性脑疝伴或不伴脓毒症，使用高剂量 20% 甘露醇 250ml 快速静脉注射＋静脉注射呋塞米 60mg＋静脉注射地塞米松 20mg 可以逆转病情。

【推荐理由】

脑水肿是导致脓毒症相关脑衰竭死亡率增高的常见原因之一，尤其是那些急性脑卒中或严重脑外伤伴有脓毒症相关急性脑衰竭，混合性脑水肿可能快速导致脑疝形成而威胁生命。于是，有效的联合抗脑水肿药物治疗必须立即执行。

【落实措施】

● 在救护车上、急诊室、所有 ICU 抢救车中必备急救药品，如 20% 甘露醇、呋塞米和地塞米松。

● 救护车上的急诊医师观察急诊患者有脑疝的表现（突然昏迷、一侧瞳孔散大、对光反射消失），必须立即使用 20% 甘露醇

250ml 快速静脉注射＋静脉注射呋塞米 60mg＋静脉注射地塞米松 20mg 治疗（强推荐，中证据质量）。

2. 最佳实践证明，最常用和有效治疗细胞毒性脑水肿的药物是高渗剂（包括甘露醇、高渗盐水和甘油果糖）。

3. 对于脓毒症存在脑水肿或脑疝，建议在确认后尽快开始静脉注射 20% 甘露醇或 3% 高渗盐水常规治疗（强推荐，中证据质量）。

【推荐理由】

- 脑细胞突然缺血是导致细胞毒性脑水肿的主要原因，甘露醇是一种不透过 BBB 的高渗药物。甘露醇半衰期为 100min，3h 后 80% 经肾排出，作用持续 3～8h；静脉快速给予 20% 甘露醇 125ml/d，血浆渗透压可增加 12.5mmol/L。由于血流与脑组织之间形成渗透压差，可促使脑组织中多余的水分进入血液循环，因此是治疗无明显 BBB 渗漏的细胞毒性脑水肿的首选高渗药物。

- 严重炎症风暴可导致 BBB 渗漏，大量细胞因子和神经毒性物质漏进脑内，也可引起细胞毒性脑水肿。高渗盐水可对脑组织施加渗透性阶差，在血管内吸出细胞内多余的液体。由于高渗盐水能扩张血容量和提升血压，故能取代甘露醇作为治疗细胞毒性脑水肿的一线药物。相反，对有 BBB 渗漏的脑水肿患者应停止使用甘露醇，因为甘露醇漏入脑内可引起反跳性脑疝。

【落实措施】

- 急查脑＋胸＋腹部 CT 以了解脑水肿和脑疝的情况（强推荐，中证据质量）。

- 甘露醇 0.5～1.0mg/kg 每 4 小时 1 次，30min 内快速静脉注

射，随着病情好转，逐渐减量和拉开间隔时间，直至病情完全稳定后停药（弱推荐，中证据质量）。

● 对那些有脑疝表现或需颅脑减压术前的患者，高剂量（每次 1.0～1.5mg/kg）使用甘露醇是必要的（强推荐，中证据质量）。

● 3% 高渗盐水给予剂量为每次 250～500ml 快速静脉注射是安全有效的（强推荐，中证据质量）。

4. 建议对脓毒性休克伴脑水肿患者使用 3% 高渗盐水治疗，而不使用甘露醇（强推荐，中证据质量）。

【推荐理由】

● 3% 高渗盐水能在血管内抽吸脑细胞内液体以减少脑容量，因此具有抗脑水肿的作用。

● 由于高渗盐水能扩张血容量和提升血压，对感染性休克患者使用高渗盐水可避免甘露醇诱导急性肾衰竭和高渗性昏迷，故是唯一可作为甘露醇的代替药物。

● 高渗盐水与甘露醇相反，尽管高渗盐水不会引起利尿和低血容量，但过量也可引起高渗状态、充血性心力衰竭或高氯性酸中毒等。

【落实措施】

● 急查脑＋胸＋腹部 CT 以了解脑水肿和脑疝的程度（强推荐，中证据质量）。

● 监测血清钠水平 1～2 次 / 天，应保持血清钠水平在 160mmol/L 以下；血浆渗透压不超过 320mOsm/L（弱推荐，中证据质量）。

● 使用 3% 高渗盐水 250ml 至每天每 4～6 小时静脉注射 500ml（强推荐，中证据质量）。

三、优化血管源性脑水肿的治疗

1. 最佳实践证明，糖皮质激素是治疗血管源性脑水肿的一线药物。

【推荐理由】

● 血管源性脑水肿主要指脑毛细血管内皮通透性增加导致的肿块周围脑水肿甚至脑移位，地塞米松是其靶向治疗的唯一药物。

● 炎症风暴（细胞因子过度反应）是引起血管内皮细胞损害和BBB 漏的常见原因，血管源性脑水肿几乎不可避免。地塞米松可抑制细胞因子的产生和损伤作用，从而可治疗血管源性脑水肿。

● 微生物可直接与内皮细胞上的 ACE2 受体结合使其功能丧失，导致弥漫性内皮细胞通透性增加；地塞米松能降低毛细血管和血脑屏障的通透性。

● 明显增高的 CRP 水平是严重炎症的表现，地塞米松具有抗炎和降低 CRP 水平的作用，从而可使严重病例的死亡率下降。

● 内毒素或有毒物质可引起 BBB 漏，地塞米松具有免疫抑制和抗菌作用。

● 当有 BBB 漏时，静脉注射大剂量 20% 甘露醇或其他高渗剂必然会穿过 BBB 进入脑实质内，导致血管源性水肿加重和脑移位。相反，地塞米松是治疗非高渗抗脑水肿药物。

【落实措施】

● 急查脑＋胸＋腹部 CT 以了解血管源性脑水肿和脑疝的情况（强推荐，中证据质量）。

● 对有颅内肿块病损引起的血管源性脑水肿和脑疝，单一采用每天每次地塞米松 10～20mg 静脉注射，连续治疗 7～14 天或更久，并停用任何高渗药物（强推荐，高证据质量）。

● 对有炎症风暴引起的以混合型弥漫性脑水肿的患者，可采用小剂量甘露醇（每次 0.3～0.5mg/kg）联合地塞米松治疗，例如，20% 甘露醇 125～150ml＋每 6 小时静脉注射 1 次地塞米松 10mg，连续治疗 7～14 天；要是伴有脓毒性休克，可用 3% 高渗盐水取代甘露醇（弱推荐，中证据质量）。

2. 最佳实践证明，白蛋白可用于血管源性脑水肿的治疗。

【推荐理由】

● 脓毒症急性期低蛋白血症可引起毛细血管渗漏而发生血管源性脑水肿。

● 白蛋白有扩容作用，可降低感染性休克的死亡率。

● 使用分子吸附再循环系统进行白蛋白透析显示，白蛋白可降低血浆胆红素、氨和肌酐浓度。

● 白蛋白具有抗氧化性，能够清除活性氧的作用。

【落实措施】

● 轻微低蛋白血症（≤35g/L）可每天 2 次静脉注射 10% 白蛋白 50ml，连续治疗数天或更久（强推荐，中证据质量）。

● 严重低蛋白血症（≤25g/L）可每天 2 次静脉注射 20% 白蛋白 50ml，连续治疗到病情好转（强推荐，中证据质量）。

四、混合性脑水肿

1. 最佳实践证明，对脓毒症伴有脑疝进行联合治疗，可提高疗效和减少副作用。

2. 最佳实践证明，在没有感染性休克和肾功能不全的情况下，使用联合治疗可增加疗效。

【推荐理由】

● 大多数脓毒症患者有炎症风暴的经历，炎症风暴不仅可引起血管源性脑水肿，同时也会引起细胞毒性脑水肿，形成一种混合性弥漫性脑水肿。

● 脓毒症发展到脑疝并非罕见，混合性脑水肿是导致脑疝的根本原因。

● 脑疝可引起脑微血管损伤，甚至压迫更大的血管，导致进一步的组织缺血，增加细胞毒性水肿和出血。

● 要是没有感染性休克和肾功能不全的患者，联合治疗可减少副作用。

【落实措施】

● 急查脑＋胸＋腹部 CT 以了解弥漫性细胞毒性脑水肿和脑疝的情况（强推荐，中证据质量）。

● 监测血浆渗透压优化高渗药物的给药策略（弱推荐，低证据质量）。

● 对脓毒症伴有脑疝但没有感染性休克或肾功能不全的患者，可使用 20% 甘露醇 250ml＋每 6 小时 1 次 3% 高渗盐水 250ml，交替每 4～6 小时 1 次静脉注射，连续治疗 7～14 天或更久（弱推荐，低证据质量）。

● 对脓毒症伴有脑疝但有感染性休克或肾功能不全者，可采用每 6 小时 1 次 3% 高渗盐水 250ml＋每天 1 次地塞米松 10mg＋每天 2 次 10% 白蛋白 50ml，连续静脉注射治疗 4～7 天或更久（强推荐，低证据质量）。

● 对脓毒症伴有弥漫性脑水肿没有脑疝者，可采用每 6 小时 1

次 20% 甘露醇 150ml＋每天 1 次地塞米松 10mg，连续静脉注射治疗 4～7 天或更久（弱推荐，中证据质量）。

● 对脓毒症伴有弥漫性脑水肿有脑疝者，可采用每 6 小时 1 次 20% 甘露醇 250ml＋每天 1 次地塞米松 10mg＋每天 2 次 10% 白蛋白 50ml，连续静脉注射治疗 4～7 天或更久（弱推荐，中证据质量）。

3. 最佳实践证明，静脉体外膜氧合（ECMO）治疗可降低混合性脑水肿的死亡率。

【推荐理由】

● 多器官功能衰竭几乎总是存在混合性脑水肿或脑疝，只要有足够的 ECMO 支持就可能治愈。

● 心肺复苏后常伴有混合性脑水肿，ECMO 的应用可能会改善患者的不良预后。

● 已使用常规机械通气失败，复查脑＋胸＋腹部 CT 提示混合性脑水肿或脑疝。

【落实措施】

在有经验的 ICU 中使用静脉－静脉（VV）ECMO，基础设施到位；有经过专门培训的管理人员（有条件推荐，中证据质量）。

4. 最佳实践证明，对脓毒症或脓毒性休克伴急性脑衰竭相关高血糖患者伴脑水肿，慎用高渗药物，不要使用糖皮质激素治疗。

【推荐理由】

● 高血糖（＞10mmol/L）与危重患者伴有脓毒症的死亡率增加相关。美国糖尿病协会建议持续性高血糖（＞10mmol/L）使用胰岛素治疗，之后目标葡萄糖范围为8～10mmol/L。

● 糖尿病酮症酸中毒（DKA）期间的脑水肿是一种罕见的并发症，死亡率高。

● 高渗药物和糖皮质激素可诱发高血糖高渗状态，可能并发脑水肿，其死亡率高于DKA。

● 糖尿病患者使用甘露醇和甘油可引发高糖性非酮性高渗昏迷。

● 甘露醇给药后的利尿可导致血管内容量损失、低血压，可导致高凝血状态。

【落实措施】

● 急查脑＋胸＋腹部CT以了解有无脑水肿和脑疝（强推荐，中证据质量）。

● 监测血糖并计算血浆渗透压，将渗透压维持在300～319mOsm/L（弱推荐，低证据质量）。

● 使用静脉注射0.9%氯化钠溶液作为液体置换以使血糖水平下降，尽快请糖尿病专家参与指导（弱推荐，低证据质量）。

● 对于脓毒症或脓毒性休克的成年人，应控制葡萄糖水平在10mmol/L（强推荐，中等质量的证据）。

● 开始胰岛素治疗后，典型的目标血糖范围为8～10mmol/L（强推荐，中证据质量）。

5. 最佳实践证明，对脓毒症或脓毒性休克相关急性肾损伤（AKI）患者伴混合性脑水肿，不要使用高渗药物治疗，必要时可行肾替代疗法。

【推荐理由】

● 脓毒症或脓毒性休克伴脑衰竭和肺衰竭和（或）伴AKI与高死亡率相关。

● 甘露醇给药后的利尿可导致血管内容量损失、低血压，可能导致 AKI。

● 高渗药物过量可引起高渗透压血症，静脉注射甘露醇的剂量与 AKI 密切相关。

● 炎症风暴被激活引起的微血管功能障碍、内皮细胞损伤、微血栓形成与 AKI 有关。

● 患者为感染性休克患者（48h 内）和 AKI 定义为 48h 内血清肌酐绝对增加 0.3mg/dl，或血清肌酐水平为基线的 3 倍（1.1～1.5mg/dl）的患者与死亡率显著增加相关。

● 使用甘露醇时，不应使血浆渗透压超过 320mOsm/L。同时应紧急监测血浆渗透压、血糖及肾功能。糖尿病患者应每天监测 1～2 次，非糖尿病患者也应隔日一次，以利监测实际血浆渗透压和计算血浆渗透压。公式：2（K^+＋Na^+）＋血糖（mmol/L）= 血浆渗透压。

【落实措施】

● 急查脑＋胸＋腹部 CT 以了解脑水肿 / 脑疝和颅外器官衰竭的情况（强推荐，高证据质量）。

● 患有脓毒症或脓毒性休克和 AKI 的成人有明确的指标需要肾脏替代疗法，新指南建议使用连续或间歇肾替代疗法（弱推荐，低证据质量）。

● 在成人败血症或脓毒性休克和 AKI 中，对于肾脏替代疗法没有明确指标者，建议不要使用肾脏替代疗法（弱推荐，中证据质量）。

● 优化抗炎策略（如静脉注射白蛋白、对抗全身炎症、降低胆红素、避免使用肾毒性药物和维持高平均动脉压）可防止脓毒症患者 AKI 的发生和进展（强推荐，中证据质量）。

- 当容量过载、高钾血症、高钠血症和代谢性酸中毒恶化等危及生命的指标对非手术治疗无效时，应紧急启动肾脏替代疗法（强推荐，中证据质量）。

- 当 AKI 作为多器官功能衰竭的一部分发生时，或者如果不能维持每日液体平衡，则在非少尿患者中，启动肾脏替代疗法的阈值应降低（强推荐，中证据质量）。

- 严重 AKI 患者，建议静脉注射白蛋白和血管收缩剂，与单独使用白蛋白相比，以降低肌酐水平（弱推荐，低证据质量）。

- 当脓毒性休克伴有 AKI 需要使用血管收缩剂时，输注特利升压素（Terlipressin）优于去甲肾上腺素（弱推荐，低证据质量）。

6. 最佳实践证明，对脓毒症或脓毒性休克伴急性肝功能衰竭、混合性脑水肿，可行血浆换置治疗，避免使用甘露醇等肾毒性药物。

【推荐理由】

- 急性肝功能衰竭通常会导致脑和肺衰竭伴混合性脑水肿 / 脑疝和死亡。

- 炎症风暴（细胞因子风暴）在急性肝功能衰竭患者伴脑水肿中起着核心作用，血浆置换可减少细胞因子和毒素进入脑组织。

- 血浆置换似乎是急性肝功能衰竭患者的肝自发再生或肝移植的一种有前途和有效的桥接疗法。

- 血浆置换有利于肠道细菌释放的内毒素和代谢物吸收。

- 避免甘露醇诱发的急性肾衰竭、肝功能衰竭伴脑和肺衰竭，如再合并肾衰竭可明显增加死亡率。

- 血浆置换已被证明可以提高急性肝功能衰竭患者的生存率。

【落实措施】

● 急查脑＋胸＋腹部 CT 以了解脑水肿 / 脑疝和颅外器官衰竭的情况（强推荐，中证据质量）。

● 使用 8%～12% 或 15% 的新鲜冷冻血浆进行大容量血浆置换，以改善大脑和内脏功能（强推荐，中证据质量）。

● 患者可以在专门的肝脏单元中安全地进行血浆交换（弱推荐，低证据质量）。

● 优化抗脑水肿策略（包括静脉注射白蛋白、对抗 SIRS、避免肾毒性药物和维持高平均动脉压），以防止急性肝功能衰竭患者脑水肿和 AKI 的发展和进展（强推荐，中证据质量）。

● 应使用降低高氨血症的左旋鸟氨酸、左旋天门冬氨酸和全身炎症的具体措施；难治性患者可能需要进行白蛋白透析（强推荐，中等质量）。

● 急性肝功能衰竭伴细菌性腹膜炎的患者，建议使用白蛋白和抗生素来预防 AKI 和随后的器官衰竭（强推荐，高质量）。

● 静脉体外膜氧合（ECMO）治疗可改善脓毒症相关急性肝功能衰竭的预后和生存率（有条件推荐，低证据质量）。

参考文献

[1] RABINSTEIN A A. Treatment of cerebral edema [J]. Neurologist, 2006, 12: 59–73.

[2] PARIKH N S, SCHWEITZER A D, YOUNG R J. Corticosteroid therapy and severity of vasogenic edema in posterior reversible encephalopathy syndrome [J]. J Neurol Sci, 2017, 380: 11–15.

[3] HALSTEAD M R, GEOCADIN R G. The Medical Management of Cerebral Edema: Past, Present, and Future Therapies [J]. Neurotherapeutics, 2019, 16: 1133–1148.

[4] TADEVOSYAN A, KORNBLUTH J. Brain Herniation and Intracranial Hyperten-

sion [J]. Neurol Clin, 2021, 39 (2): 293–318.

[5] ASFAR P, SCHORTGEN F, BOISRAME-HELMS J, et al. Hyperoxia and hypertonic saline in patients with septic shock (HYPERS2S): a two-by-two factorial, multicentre, randomised, clinical trial [J]. Lancet Respir Med, 2017, 5: 180–190.

[6] BARTOS J A, CARLSON K, CARLSON C, et al. Surviving refractory out-of-hospital ventricular fibrillation cardiac arrest: Critical care and extracorporeal membrane oxygenation management [J]. Resuscitation, 2018, 132: 47–55.